研修医 とっておきの話

大切なことはすべてこの時季に学んだ

編集
聖路加国際病院内科
岡田 定

三輪書店

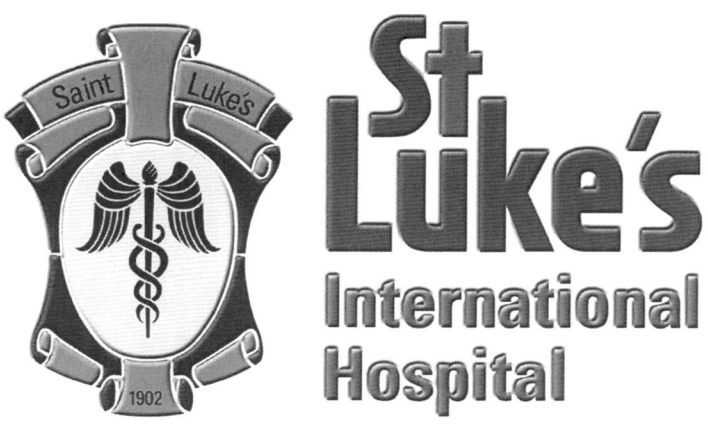

THIS HOSPITALS IS
A LIVING ORGANISM DESIGNED TO DEMONSTRATE
IN CONVINCING TERMS THE TRANSMUTING
POWER OF CHRISTIAN LOVE
WHEN APPLIED IN RELIEF
OF HUMAN SUFFERING

——— RUDOLF BOLLING TEUSLER M.D. ———
（FOUNDER）

キリスト教の愛の心が　人の悩みを救うために働けば
苦しみは消えて　その人は生まれ変わったようになる
この偉大な愛の力を　だれでもがすぐわかるように
計画されてできた生きた有機体がこの病院である

序文

　この本は，研修医による研修医のための本です。
　偉い先生方による研修医への教訓集ではなく，研修医から研修医へのホッとするような，にんまりとするようなエッセイ集です。
　人に話すのも恥ずかしいような失敗，患者さんとの忘れられない交流，心を高揚させる思い出，後輩に是非伝えたいメッセージなどなど。聖路加の現役および元レジデント（1年目〜8年目）38人による60編の「とっておきの話」です。
　このような話が，医学のテキストに載ることはまずありません。研修中の教育カンファレンスでも話されることはほとんどないでしょう。せいぜい，アルコールの入った飲み会で，「実はこんなことがあった」とぼそぼそと話される程度ではないでしょうか。言ってみれば，表の明るい世界には出にくい「秘伝の話」なのです。しかし，当のレジデントにとっては一生涯忘れられない，心を震わせる宝物のような話ばかりです。このような体験から学び取ったことが，真に「医師としていかに生きていくか」の核心を形成するのではないでしょうか。
　一人の医師としてあるいは一人の人間として成長するには，ただ教科書をよく読み，多くの疾患を診るだけでは十分ではありません。患者さんとその家族，周囲の医師・ナース・コメディカルと，生身の人間対人間のぶつかり合いが欠かせません。そんな中で生まれた「とっておきの体験」ほど，医師として，人間としての成長を促すものはないだろうと思います。
　この本を読まれると，「私も同じような体験をした！」，「へえーそんなことが？」と共感，感激されると思います。若い研修医たちの人間ドラマに引き込まれ，圧倒されること請け合いです。
　この本は何よりも研修医の先生方に気楽に読んでいただきたいのですが，研修医を指導される先生方にもお勧めしたいと思います。若い研修医たちが研修の現場で，どんなことに悩み，心を震わせ，学んでいくのか。彼らの熱い生の声に触れていただきたいのです。彼らには溢れるようなエネルギーがあります。彼らの若いエネルギーに触れることによっ

て，かつての研修医時代の情熱も蘇るのではないでしょうか．

　最後に，忙しい研修生活の中で原稿を寄せてくれた聖路加の現および元レジデントの先生方，病院の関係者の方々，臨場感溢れる楽しいイラストを作成していただいた大和成和病院の茨木保先生，三輪書店の青山智氏に感謝申し上げます．

　　2005 年 12 月

　　　　　　　　　　　　　　　　編集
　　　　　　　　　　　　　　　　聖路加国際病院内科医長　　岡田　　定

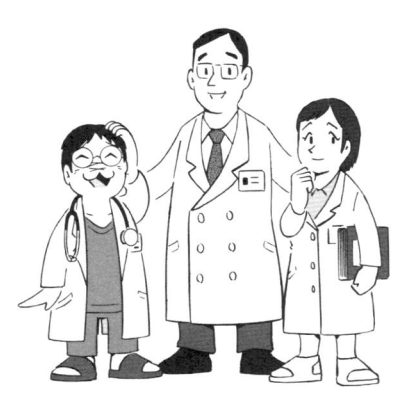

編集者

岡田　定	聖路加国際病院内科医長	大阪医科大学 1981 年卒

執筆者(執筆順)

鈴木祥子	聖路加国際病院内科研修医	弘前大学 2004 年卒
梅根和歌子	聖路加国際病院外科研修医	産業医科大学 2004 年卒
西崎祐史	聖路加国際病院内科研修医	日本医科大学 2004 年卒
増田慶太	聖路加国際病院内科研修医	大阪大学 2004 年卒
山田美貴	聖路加国際病院産婦人科研修医	長崎大学 2004 年卒
道川武紘	聖路加国際病院外科研修医	慶應義塾大学 2004 年卒
四津里英	聖路加国際病院外科研修医	東京慈恵会医科大学 2004 年卒
後藤慎平	聖路加国際病院内科研修医	京都大学 2004 年卒
藤谷志野	聖路加国際病院内科研修医	順天堂大学 2004 年卒
片岡明久	聖路加国際病院内科研修医	高知大学 2003 年卒
堀之内秀仁	聖路加国際病院内科研修医	鹿児島大学 2003 年卒
平林真介	聖路加国際病院小児科研修医	山梨大学 2004 年卒
有馬慶太郎	聖路加国際病院小児科研修医	長崎大学 2004 年卒
春日章良	聖路加国際病院内科研修医	千葉大学 2003 年卒
小林美和子	聖路加国際病院内科研修医	筑波大学 2003 年卒
猪又崇志	聖路加国際病院内科研修医	北海道大学 2003 年卒
児玉知之	聖路加国際病院内科研修医	旭川医科大学 2002 年卒
豊原敬文	元聖路加国際病院内科研修医 現東北大学大学院医学系研究科 病態制御学講座分子血管病態学 分野腎高血圧内分泌科	東北大学 2002 年卒
和田匡史	元聖路加国際病院内科研修医 現岡山大学循環器内科	岡山大学 2002 年卒
塚本昌代	聖路加国際病院内科研修医	熊本大学 2002 年卒
山本博之	聖路加国際病院内科研修医	東北大学 2002 年卒
岡島由佳	元聖路加国際病院内科研修医 現聖路加国際病院放射線科	東京大学 2002 年卒

小野　宏	聖路加国際病院内科研修医	佐賀大学 2001 年卒
川口武彦	元聖路加国際病院内科研修医 現京都大学大学院医学研究科	大阪大学 2001 年卒
飛田拓哉	聖路加国際病院内科研修医	名古屋大学 2001 年卒
野尻さと子	元聖路加国際病院内科研修医 現東京慈恵会医科大学 呼吸器内科レジデント	東京慈恵会医科大学 2001 年卒
藤澤聡郎	元聖路加国際病院内科研修医 現横浜市立大学消化器内科	横浜市立大学 2001 年卒
熊倉　香	元聖路加国際病院外科研修医 現 Department of Surgery, Brigham and Women's Hospital	東京慈恵会医科大学 2000 年卒
青地聖子	元聖路加国際病院内科研修医 現岡山大学皮膚科	香川大学 2000 年卒
宮下　弓	元聖路加国際病院内科研修医 現東京慈恵会医科大学糖尿病 代謝・内分泌内科	聖マリアンナ医科大学 2000 年卒
外岡暁子	元聖路加国際病院内科研修医 現札幌医科大学第一病理	札幌医科大学 2000 年卒
内山　伸	元聖路加国際病院内科研修医 現聖路加国際病院呼吸器内科 フェロー	佐賀大学 1999 年卒
森美賀子	元聖路加国際病院内科研修医 現東京大学アレルギー・リウマチ 内科	日本大学 1999 年卒
平澤俊明	元聖路加国際病院内科研修医 現東葛辻仲病院内科	高知大学 1999 年卒
風間逸郎	元聖路加国際病院内科研修医 現東北大学大学院医学系研究科 創生応用医学研究センター 遺伝子医療開発分野	東北大学 1998 年卒

三浦 龍志	元聖路加国際病院内科研修医 現岡山大学大学院 医歯学総合研究科循環器内科	岡山大学 1998 年卒
佐藤 匡	元聖路加国際病院内科研修医 現順天堂大学大学院医学研究科 呼吸器内科	岡山大学 1998 年卒
原田 将英	元聖路加国際病院内科研修医 現名古屋大学環境医学研究所 循環器分野	名古屋大学 1998 年卒

（所属は 2005 年 12 月現在）

目次

① 初めての死亡宣告 .... 鈴木祥子（1年目） 14
　〜患者さんと家族の思いを少しでも共有したい〜

② 「沖縄そばが食べたい」 .... 梅根和歌子（1年目） 16
　〜子どもが最期の時間をいかに大切に過ごすか〜

③ 救急外来当直実況報告 .... 西崎祐史（1年目） 18
　〜胸痛をみたらまず心電図〜

④ 「治療」で医者と患者が目指すもの .... 増田慶太（1年目） 20
　〜癌の終末期の説明の難しさと重要性〜

⑤ 果たせなかったデートの約束 .... 山田美貴（1年目） 22
　〜患者さんに癒されていることに気づいて〜

⑥ あまりにもまぶしかった笑顔 .... 道川武紘（2年目） 24
　〜小脳腫瘍のSちゃん〜

⑦ ロドリーゴの「アランフェス」 .... 山田美貴（2年目） 26
　〜彼へのレクイエム〜

⑧ 念願のお花見 .... 四津里英（2年目） 28
　〜半年ぶりに声を取り戻して〜

⑨ おもちゃのブーメラン .... 後藤慎平（2年目） 30
　〜10歳の女の子と仲直り〜

⑩ ある日の針刺し .... 後藤慎平（2年目） 32
　〜点滴1本，侮るべからず〜

⑪ 尿路結石疑い？ .... 藤谷志野（2年目） 34
　〜バイタルサインを大切に〜

⑫ 喜びの握手 .... 片岡明久（2年目） 36
　〜患者に一番身近な存在でいたい〜

⑬ **ひときれのサンドイッチ** ……………………………… 堀之内秀仁(2年目) 38
〜ちょっとした食事の工夫が〜

⑭ **Difficult Patient** ……………………………… 堀之内秀仁(2年目) 40
〜天にも昇るひと言〜

⑮ **点滴の失敗** ……………………………… 平林真介(2年目) 42
〜医術は一つひとつ積み重ねられて伝授されていく〜

⑯ **「性別を換えてでも産婦人科に行きたい」** ……………………………… 藤谷志野(2年目) 44
〜医師は患者に育てられる〜

⑰ **東京の眩しい夕空** ……………………………… 有馬慶太郎(2年目) 46
〜お母さんは先生のことが大好きだった〜

⑱ **どういう医者になりたいのか** ……………………………… 春日章良(3年目) 48
〜患者さんにとっては,病気はいつも未経験なこと〜

⑲ **覆されたDNRの方針** ……………………………… 小林美和子(3年目) 50
〜非日常である「死」が日常の一部と化していく〜

⑳ **病院での最期** ……………………………… 猪又崇志(3年目) 52
〜本人だけでなく,家族にも悔いが残らないように〜

㉑ **低血糖とカテコラミン** ……………………………… 児玉知之(3年目) 54
〜自分のカテコラミンも分泌させよう〜

㉒ **不可解な心不全** ……………………………… 児玉知之(3年目) 56
〜患者さんは医療者が思いもかけないような
理解の仕方をする〜

㉓ **忘れられないひと言** ……………………………… 豊原敬文(3年目) 58
〜医師としての基本を教わった〜

㉔ **「私はもう十分生きたからいいんですよ」** ……………………………… 豊原敬文(3年目) 60
〜どう手助けすればよかったのだろう〜

㉕ **高齢者の頻脈** ……………………………… 和田匡史(3年目) 62
〜いつも鑑別疾患を挙げて疑おう〜

㉖ 「先生のことすごく信頼してるんですよ」.. 塚本昌代(4年目) 64
　～患者・家族の気持ちと生き方に真正面から向き合う～

㉗ 「いやー，先生上手になったねぇ」... 塚本昌代(4年目) 66
　～患者さんや周囲の人たちに育ててもらっている～

㉘ 「今までの人生で一番幸せだよ」... 塚本昌代(4年目) 68
　～あなたの人生の最期は，誰に側にいてほしいですか～

㉙ 熱帯熱マラリア... 山本博之(4年目) 70
　～「他で……は否定的」と言われても～

㉚ 「便が出ないんです」.. 岡島由佳(4年目) 72
　～便通の管理はとても重要～

㉛ 患者プロフィール.. 小野　宏(4年目) 74
　～丁寧なインタビューが大切～

㉜ 臨死期に医師がすべきこと.. 小野　宏(4年目) 76
　～最期のときを患者家族にどう過ごしてもらうか～

㉝ 遺族との1年後の再会.. 小野　宏(4年目) 78
　～鐘の音は母の死を実感させる～

㉞ 「私は実験台ではない」... 川口武彦(4年目) 80
　～点滴ひとつでも信頼関係構築に重要～

㉟ 苦い低ナトリウム血症... 飛田拓哉(4年目) 82
　～人は誰でも失敗する～

㊱ 「先生はもう社会人なんだから」.. 野尻さと子(5年目) 84
　～まず社会人として常識ある医師が良医への第一歩～

㊲ 「お花が紫色に見えたのよ」.. 藤澤聡郎(5年目) 86
　～さりげない訴えでも立ち止まって考えてみよう～

㊳ 原因不明のショック... 熊倉　香(5年目) 88
　～副腎転移による急性副腎不全～

患者さんに癒されて
㊴……熊倉　香(5年目)　90
～研修医の役目の原点は～

「先生も上手になってきたね」
㊵……青地聖子(5年目)　92
～研修医1年目と3年目～

緩和ケア病棟の研修
㊶……宮下　弓(5年目)　94
～病気ではなく，最期までその人を診ていく～

「ありがとうございました」
㊷……宮下　弓(5年目)　96
～必死の思いはどこかで伝わる～

「謝るときは言い訳するな」
㊸……外岡暁子(5年目)　98
～誠意を持って謝ることの重要性～

「先生が来てくれないから寂しいよ」
㊹……外岡暁子(5年目)　100
～毎日顔を出して話をすることの大切さ～

若い男性の下腹部痛
㊺……外岡暁子(5年目)　102
～女性と男性の躊躇が大事に至る～

カルテ記載
㊻……内山　伸(6年目)　104
～優秀な医師のカルテをまねよう～

ケースプレゼンテーション
㊼……内山　伸(6年目)　106
～数多く，実践してみよう～

医師である前に社会人
㊽……内山　伸(6年目)　108
～医師の実力と言葉遣いは関係ない？～

「お前は患者を診る資格がない！」
㊾……内山　伸(6年目)　110
～カルテ記載に手を抜くな～

「ずっと先生のことを応援していますよ」
㊿……森美賀子(6年目)　112
～患者さんと真剣に向き合えているか？～

Spiritual pain
(51)……森美賀子(6年目)　114
～患者さんの訴える症状には，必ず意味がある～

最期の時間
㊼ ～死を前にした患者に医師ができること～ ……………………平澤俊明(7年目) 116

"ターボエンジンを搭載"していたころ
㊾ ～「研修医は足で稼げ！」～ …………………………………風間逸郎(8年目) 118

低ナトリウム血症の鑑別
㊿ ～転んでもただでは起きない～ ………………………………風間逸郎(8年目) 120

日本全国からCloxacillinを集めよう
㊺ ～それが最良の薬だから～ ……………………………………三浦龍志(8年目) 122

dying clue
㊻ ～検査結果を確実に把握しているか～ ………………………三浦龍志(8年目) 124

重症気管支喘息？
㊼ ～「何か違う」と感じたら～ …………………………………三浦龍志(8年目) 126

「後で読んでね」
㊽ ～素敵な毎日を人に与えることができるのは，素敵なお仕事～ …………佐藤　匡(8年目) 128

「話をする」
㊾ ～われわれ医療者にとって大切なことは～ …………………佐藤　匡(8年目) 130

研修医1年目
㊿ ～聖路加の研修はまさに「修行」～ …………………………原田将英(8年目) 132

イラスト　茨木　保

装　丁　臼井デザイン事務所

初めての死亡宣告
～患者さんと家族の思いを少しでも共有したい～

　初めて死亡宣告をすることになったのは，研修医1年目の初夏のことであった。

　患者さんは進行胃癌で終末期にあった。化学療法の反応に乏しく，すでに骨転移があって，治療は疼痛コントロールが中心となり，リハビリを行いながら，一時帰宅を目指していた。深刻な病状にもかかわらず，患者さんはとても気丈だった。病室を訪れると，今日はリハビリ室でどのくらいがんばったかを，いつもとてもうれしそうに報告してくれた。

　その彼女がある日突然，激しい腹痛を訴えだした。精査の結果，腫瘍穿孔が原因と考えられた。しかし，すでに緊急手術の適応はなかった。ご主人との相談で，急変時もDNR(do not resuscitate)の方針が確認された。

　そんなときになって，いつもは気丈な彼女が，「外国にいる娘と孫に会いたい」と，涙を流して訴えられるようになった。腹痛はなんとかコントロールされたが，予断を許さぬ状態であった。娘さんとお孫さんは急遽帰国され，幸いにも，彼女は再会を果たしたのだった。それはもう大変な喜びようで，それをきっかけに，また回復されるのではないかと思えるほどであった。しかし，その数日後にあっという間に息を引き取られてしまった。

　そして私が死亡宣告をすることになった。医師になってまだ数カ月。病棟長の先生が私の背中を押してくれたが，手も唇も震え，頭は真っ白

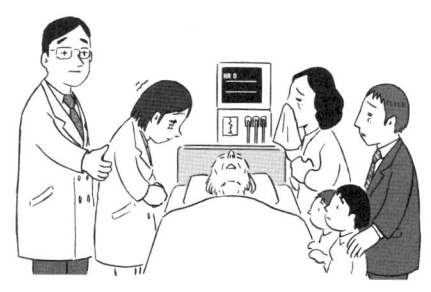

になってしまった。なんとか死亡宣告を終えたものの，顔はまともにあげられなかった。それでも娘さんが目に涙を浮かべながらお礼を言ってくださった。その横には，じっとたたずんでいる2人の幼い顔があったように思う。お孫さんたちは幼いながらとてもしっかりしていて，「先生，おばあちゃんをよろしくね」と，生前によく言われたのだった。

　数日後，病棟に挨拶に来られた旦那さんに声をかけられた。「先生，大丈夫？　大変だったと思うけど，少しは眠れるようになったかい」。「私はそんなに眠そうに見えたのだろうか！」，顔から火の出そうな思いがした。と同時に，死の迫った奥様を看病しながら私のことまで気にかけてくださっていたことに，とても驚いた。

　人は逝くときには，たった一人で逝かなくてはならない。体が日々辛くなっていく中で，そのことを受け止めるのはどんなに恐ろしいことだろう。いざというときには蘇生はしないというDNRの決断は，本人にも家族にもどんなにか勇気がいることだろう。患者さんは迫りくる死と向き合い，家族は「苦しむ姿をみるのは辛いけれど，少しでも長く生きていてほしい。いつまでも話をしてほしい」と，やりきれない思いをしながら患者さんを支えようとする。

　私は患者さんと家族の思いを少しでも共有して，患者さんと家族の残されている時間がいかに大切かと思える人間でありたい。日々の忙しい業務の疲れと眠気で，仕事を投げ出したくなることもあるけれど，初めての死亡宣告でそう思ったのだった。

（鈴木祥子　　内科研修医1年目　2005年3月）

「沖縄そばが食べたい」
～子どもが最期の時間をいかに大切に過ごすか～

　小児科の研修で忘れられない患児がいる。私が小児科にローテーションしたのと同時に，沖縄から転院してきた5歳の男の子だ。セカンドオピニオン目的で当院にやってきて，化学療法などさらなる治療をご両親は望んでおられた。

　この児は，入院したてのころから「沖縄そばが食べたい」と，いつも笑顔で言っていた。ある日，外泊の許可が出たときに沖縄料理のお店を紹介して，そばを食べに行ってもらった。小さいながらにしてなんと2杯も平らげたとのこと。

　病状の進行もあり，今後の方針としては在宅で緩和ケアを中心とした在宅医療を目指すことになった。私が小児科の研修を終えるころには，意識レベルは低下し，状態はいよいよ悪くなっていた。ご両親には，「今後，東京でこのまま入院したままでいるか，沖縄に帰るか」の決断が迫られていた。ご両親にとっては，親戚もたくさんいる沖縄に帰って在宅医療をするのが理想であったが，当院の医療から離れることや今の悪い状態で沖縄へ帰ることの不安が大きかった。そんな中，主治医の先生の「なんだったら，うちの若いのが付いて行きますよ」という言葉が，ご両親の背中を押すことになった。そしてなんと，私が医師として同行して沖縄まで付いて行くことになった。次の日にはもう，沖縄へと出発したのだった。

　当院に来たころには笑顔で歩けた児が，寝たきりでストレッチャーの

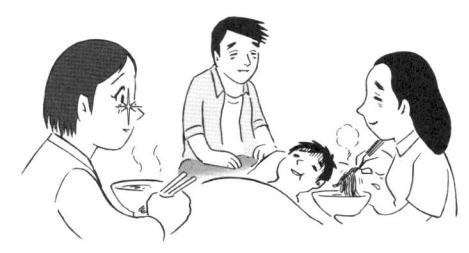

まま飛行機に乗り込んだ。「何かあったらどうしよう」。抗痙攣薬などは持って乗り込んだものの，「何もできないんじゃないか」と不安でいっぱいだった。しかし，こっちの不安をよそに，児は意識が悪い中でも，好物のニモの卵（イクラ）の入ったおにぎりをお母さんからもらっておいしそうに食べていた。

　無事，沖縄に到着し，自宅までたどり着いた。空気が東京とは明らかに違う。沖縄のにおいがした。たくさんの親戚に取り囲まれて，「沖縄に戻ることができてよかった」と心から思った。その日の夕食はご家族に混じって，私も沖縄そばをいただいた。本場の家庭の味は素朴で深みがあった。児も寝ながら沖縄そばをまた平らげた。「沖縄に帰れてよかったね」。「ウン」と児がうなずいた。

　沖縄への飛行機の中で，児がうなされたように発する言葉があった。「もう，時間がない」という言葉であった。5歳にしてそんなことまでわかるのであろうか。とても切ない気持ちになった。それから1週間足らずして，「児が亡くなった」という知らせを聞いた。

　子どもが*最期*の時間をいかに*大切*に*過*ごすか。自分では決めることができない児にとって，それは親が決めるしかない。「児のことを一番大切に思っている親が決めたこと，それが一番よかったんだと思うこと，そう信じること」。主治医の先生をはじめとした小児科の先生方の緩和ケアの考え方に共感した。

　それにしても，私を信頼し，沖縄に派遣してくださった先生方に本当に感謝したい。ありがとうございました。

（梅根和歌子　　外科研修医1年目　2005年3月）

救急外来当直実況報告
～胸痛をみたらまず心電図～

　研修医生活を始めて，早1年が過ぎようとしています。たかが1年ですが，されど1年と思うような臨床経験をしました。

　先月の救急外来ローテート中の出来事です。その日の勤務時間は，当直帯の20時から翌朝の8時でしたが，1晩で3人の胸痛患者に出会いました。

　1例目の胸痛患者は，22時ごろに来院された僕と同じくらいの20代後半の男性。喫煙者で体型は長身，痩せ型。仕事が終わり，喫煙した後に突然の左胸痛を発症。来院時の酸素飽和度は98%と酸素化も良好で呼吸苦も認めませんでした。心電図，胸部X線をオーダーし，左上肺野の呼吸音の減弱を確認したうえで，検査結果を待ちました。心電図に異常所見はなかったものの，胸部X線では予想されたとおり，左の気胸が発見されました。胸部単純CTにてI度であることを確認して，翌日胸部外科受診を指示。無事，帰宅していただきました。「気胸があっても，年齢が若いと酸素化は保たれるし呼吸苦は意外にないものだ」を，自分への教訓としました。

　2例目の胸痛患者は30代男性。大阪から仕事で東京に出張中で病院近くのホテルに宿泊していたが，「胸痛と胸苦しさで眠れない」ということで深夜3時ごろに来院。問診中，不安な気持ちを一気に吐き出すように話し始め，深夜の時間帯からも，「これは心因性かな？」と感じました。

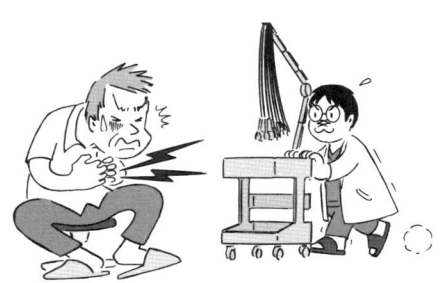

しかし，例のごとく，心電図，胸部 X 線，血液検査を施行。身体所見に特に異常はなく，また胸部 X 線にも異常はありません。心電図では ST-T 変化を認めたが，早期再分極と思われ虚血を示唆する所見ではありませんでした。念のためにトロップ T を施行し，心筋虚血を否定。やはり心因性の胸痛でした。その後は，1 時間ばかりも患者さんのお話をひたすら聞くことに終始。これも研修医の仕事。そして，元気に帰宅していただいたのでした。

　3 例目は，患者の数も少なくなり，勤務も終わりに近づいた明け方でした。築地市場で働く 50 代前半の男性。「先生，胸全体をつかまれたような感じがして痛いから診てくれよ」と，威勢よく歩いて受診。歩いてきたとはいえ，今までの 2 例とは痛がり方の様子がどこか違う。「これはすぐに心電図を施行しなければ」と直感して，前の 2 例にも増して迅速に，心電図をはじめ，WBC，CK，CK-MB，AST，LDH，CRP，トロップ T などの検査を施行。心電図所見が，心電図の器械から排出される途中でわかるほど典型的な下壁の心筋梗塞でした。外来から，すぐにドライの処置室に移動。フォローの心電図，心エコーなどを追加して，CCU の専門医にコンサルト。そして 1 時間もしないうちに緊急カテーテル施行となりました。

　数日後，病棟を元気な姿で歩いているその患者さんから声をかけられました。「よう，先生。先生が発見してくれたおかげで命拾いしたよ，ありがとう」。たかが 1 年間ですが，「医師として働いてきてよかった」と，そのとき，胸に迫るものがありました。

　一晩で経験した 3 人の胸痛患者。胸痛の鑑別疾患は数多く，さまざまな疾患をイメージしながら診察にあたるべきですが，ささやかな私の経験からは，「*胸痛をみたら迷わず心電図*」を教訓としたいと思います。

　わずか 1 年という私の医師としての経験の中でも，この日の出来事は，一生忘れることがないと思います。

（西崎祐史　　内科研修医 1 年目　2005 年 3 月）

「治療」で医者と患者が目指すもの
~癌の終末期の説明の難しさと重要性~

　Aさんは8年前に乳癌と診断された。発見された時点ですでに骨転移があり，病期はⅣ期だった。手術で根治させることは不可能であり，放射線治療と化学療法が開始された。以来8年間，早くに夫を亡くしているAさんは，女手一つで子ども3人を育てながら働き続け，そして癌の治療にもがんばってきた。癌の進行具合を考慮すれば，8年間元気に生きてきたこと自体が奇跡に近いことであった。

　しかし，Aさんはこの結果に納得がいかない。

　「先生，治して！」とAさんは訴える。「これまで子どもを育てながら，休みなく働いてきたのよ。子どもたちも大きくなって，やっと自分の時間ができると思ったのに。このまま死んだら私の人生は何だったの」。

　Aさんの容態はつい最近まで安定していたが，ここに来て呼吸状態が急激に悪化した。肺への転移が見つかり，癌性リンパ管症も併発した。今まで容態が安定していた間にも，体の中では癌細胞は着実に増殖し続けていたのだが，表面には現れなかっただけなのだろう。

　「ついこの前まで，治療はうまくいってるって先生は言ってたのに…。なぜなの？　治してください！」。

　Aさんだけでなく家族も，Aさんの容態の変化に納得がいかない。「治療を続けているはずなのに，これは一体どういうことなんですか？」。

　医者がいう「治療」と患者がいう「治療」とは，時として目指すものが違う。 患者さんは「治療」する以上，癌はきれいさっぱり体の中からなく

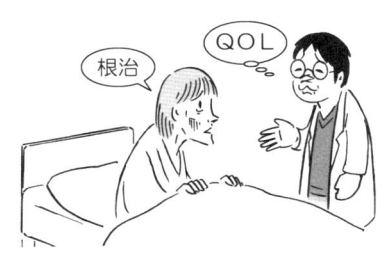

なっていくものと信じている。医者も，もちろんそのような「治療」を目指すのであるが，Aさんのような場合，発見された時点で癌は進行しており，放射線治療でも化学療法でもすべての癌細胞を駆逐することは困難であった。医者がいう「治療」は，経過の中で「癌の根治」から「癌の進行を止めてQOLを維持する」ことに目標が変化していたのだった。

　最後まで癌が完全になくなると信じていたAさんに，医者はもっときちんと説明すべきだったかもしれない。とはいえ，「もう治りません」とストレートにはなかなか言えない。「説明が大切」とひと言で言っても，実際にはなかなか難しい。

　医者になってまだ1年足らず。Aさんを担当して，癌の終末期の説明の難しさと重要性を考えさせられたのであった。

（増田慶太　　内科研修医1年目　2005年3月）

果たせなかったデートの約束
~患者さんに癒されていることに気づいて~

　彼は78歳。前回が初めての入院だった。癌告知を受けた戸惑いの中で,彼の意識は,元気だったころと現実の病院生活との間を相当さまよったらしい。寝巻きのまま出勤しようとしたり,さっぱり寝付けないでふらふらと起き出したり,そして,病室の扉には徘徊チャイムが付けられて…そんな病棟医泣かせの患者さんだったという。

　私が彼の担当になったのは,2回目の入院時。研修医1年目の夏である。病状は落ち着いていて,退院も間近と思われたときであった。初めての出会いのときは,前回入院時のエピソードが頭の片隅をよぎった。確かにちょっぴり頑固にみえた。彼のほうは,新しく担当になった見るからに若造の私を,多少の疑念をもって見ていたに違いない。彼はゆったりとした時間とハイカラな音楽が大好きだった。聖路加と聖路加から見える隅田川の眺めがお気に入りのおじいちゃまであった。そんな彼といつしか2人病室の窓辺に並んで,真夏の太陽に照り返る隅田川を眺めるのが日課となった。そして,調子がよくなるにつれ,家族と病院のお庭に出かけるのを楽しむようになった。前回の入院時は散々嫌っていた車いすにも,意気揚々と乗り込むのだった。そして,めでたく退院。

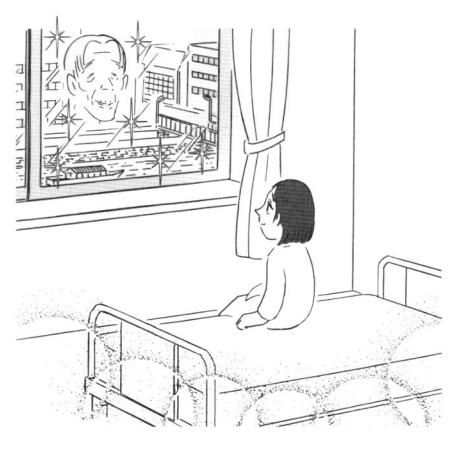

ところが，彼と過ごした時間が思い出となるより前に，彼はまたすぐに病院に戻ってきた。3回目の入院である。今度は足が浮腫んでいた。「足がパンパンになったまま寝ていたら死んでしまう」と彼は思い込んでいた。そのためにベッドに横になろうとしない。昼も夜も車いすに座りっぱなし。またしても彼の眠れない夜が始まった。夜な夜な，「夜はパンパンになった足をお休みさせて，車いすはお散歩に行くときに乗りましょう」と繰り返して，彼がベッドで寝付くのを見守った。それが私の新しい日課になったころ，研修病棟の交代時期になった。

　病棟が変わり担当医でなくなると，そうそう毎日は彼のお部屋には伺えない。それでも時々はお部屋をのぞいては，窓の向こうの川を一緒に眺めた。そして，ベッドに横になった彼は，「元気になったら隅田川までお散歩に行こう」と言うのだった。

　そんなある日，私が新しい病棟でパタパタしていると，廊下の向こうから，見慣れた姿が現れた。この病棟にいるはずのない車いす姿の彼であった。驚いて駆け寄ると，車いすを押していた娘さんが，「先生がいる病棟にお散歩に行こうってきかないんです」と笑った。本人は憮然としたまま何も言わない。娘さんが，「『隅田川まで行くときは，先生も一緒にデート』って楽しみにしてますから」と言い置いて，またゆっくりと戻っていった。

　それが，車いすに乗った元気な彼を見た最後になった。もう二度と一緒に川を眺められないとわかったとき，大好きなおじいちゃまを喪った悲しみと，「隅田川まで一緒にお散歩に行こう」という約束を裏切ってしまった後悔とが，突然襲ってきた。涙がとめどなく溢れた。「病棟が変わったから？」「忙しかったから？」。どんな理由を並べてみても，陳腐な言い訳にしか聞こえなかった。なぜこんなに涙が出るのだろう。それは，「*彼の部屋を訪れることで癒されていたのは，他でもない私自身*だったから」。

　医師になってわずか1年。それでもたくさんの患者さんを受け持った。過酷な研修生活の中で，患者さんのお部屋で自分自身が癒されていることに気づくことも少なくない。その度に，彼との果たせなかった約束を思い出す。彼は今ごろ，どんな思いで私を天国から見てくれているのだろうか。

　　　　　　　　　（山田美貴　　産婦人科研修医1年目　2005年3月）

あまりにもまぶしかった笑顔
~小脳腫瘍のSちゃん~

　内科ローテーション中で日々の業務に追われていた研修医1年目の1月だった。廊下で車いすの上から手を振りながら，満面の笑みで近づいてくる女の子がいる。「せんせ～ぃ。みちかわせんせ～ぃ」。「んっ…？あっ，この子は！」。

　あれは3カ月前，小児科研修を始めて間もない当直の夜だった。めずらしく救急患者さんは少なく，静かに時が過ぎようとしていた。ところが日付が替わるころになって，上級医のA先生からコールがあった。

　「嘔吐と頭痛で来ている子がいるみたいだから，救急外来に降りてきてね」。「最近多くなってきた風邪だろうなぁ」と思いながら救急外来に行くと，9歳の女の子Sちゃんが，不安そうな面持ちで静かに横になっている。1カ月くらい前から朝にひどい頭痛があって嘔吐することもある。呂律もまわりにくく，まっすぐに歩けなくなったという。それを聞いて一抹の不安がよぎった。診察をすると明らかに小脳症状がある。不安はさらに高まった。でも，さすがA先生。いつもと変わることなく冷静にご両親に頭部CTの必要性を話され，私たちはCT室に向かった。技師さんがコンピューターを操作しCTの機械が動き出す。普段ならなんでもない時間が，そのときは長く長く感じられた。

　「あっ……」。愕然とした。小脳虫部に不整形の腫瘍陰影があって水頭症になっている！　予想していた最悪の事態に，足ががくがく震えた。

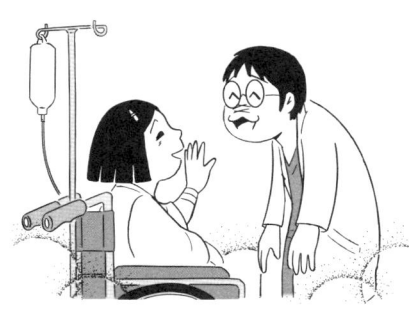

緊急入院となり，翌日にはMRIを施行した。恐らく髄芽腫であり手術が必要ということになった。来院3日目，入院してわずか30時間後に，Sちゃんは小児脳腫瘍の手術例の多いT病院に転院することになった。

　突然やってきた重い症例に困惑し，Sちゃんにどう接していいのかわからなかった。覚えていることといえば，Sちゃんの硬い表情だけだった。Sちゃんは，まわりのあわただしい様子にただごとではないと察したのか，ほとんどしゃべることはなく，私の問いかけにもただうなずくだけだった。T病院までの救急搬送中も，結局かける言葉が見つからず，あわただしく事務的な仕事が進む中でほとんど言葉を交わすこともなくお別れしたとき，なんだかSちゃんを見捨ててしまうような，自分が逃げ出しているような気分になった。しかし，その後，「手術は成功した」という話を聞いてほっとしたのだった。

　3カ月が経ち，私は小児科から内科にローテーションしていた。「あれっ，Sちゃん!!」。廊下で手を振る女の子は，あのSちゃんだった。そこには，初めて見せてくれた満面の笑みがあった。薬で治療するためにまた当院に戻ってきたという。クリスマスは家で迎えたことなど，次々といろいろな話をしてくれた。そして，「じゃあねっ，ばいば～ぃ」と手を振りながら，またお別れをした。

　そのお別れはT病院に行くときのお別れとは，なんと違ったことだろう。晴れやかな気分が，体から溢れるほど一杯になった。入院30時間，いや正確には数時間しかかかわらなかった私には，*そのときのSちゃんの笑顔はあまりにもまぶしかった*。

（道川武紘　　外科系研修医2年目　2005年4月）

ロドリーゴの「アランフェス」
〜彼へのレクイエム〜

　ロドリーゴの「アランフェス」。ギターはイエペス。それは彼にとって，建築士としてスペイン建築を訪ね歩いた若かりしころをほうふつとさせる，熱くも静かな一曲だったのだろう。

　その曲が彼の病室で時折流れているのを私は知っていた。ナースや医師の訪室の際に「ドアをノックしないでほしい」というその気持ちがすとんと伝わってくるくらい，彼がその曲に聴き入っていたのを知っていた。

　今となっては，きっかけはなんだったかもう思い出すことはできない。だけれども，いつのまにか，私はスペインの灼熱の太陽を思い描きながら，彼の若き日の放浪の話に耳を傾けていたような気がする。スペインを愛する者に心境（こっきょう）はない。

　研修を始めて数カ月。そのころの病棟の仕事は何しろ忙しかった。そして，彼も，病室から幹細胞移植の準備のためにがんセンターに受診したり，朝早くから仕事の片づけに出かけたりと何かと忙しかった。

　私は彼に，自分のスペイン好きについて多くを語った記憶はない。それでも，ひとつの音楽が何よりも多くを物語っていたのだろう。化学療法のために注射を持って彼の部屋に行ったある日のこと。彼の部屋では

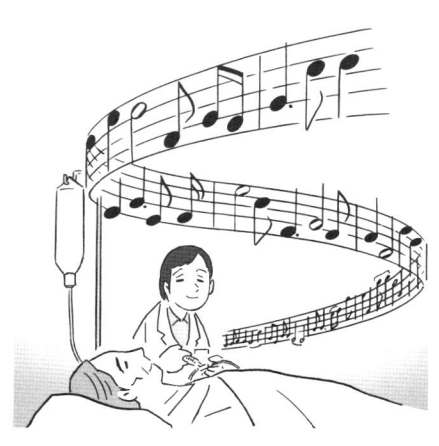

その「アランフェス」の入ったロドリーゴの CD がかかっていた。投薬は，「IV は by Dr で。メインをフラッシュで」――メインのボトルを全開で点滴しながら，医師が側管から静注する――というお決まりのコース。点滴や消毒の準備をしていると，彼はおもむろに CD のナンバーを「アランフェス」に合わせてくれた。いつもはメインをたかたかと落としつつ，ゆっくりゆっくり静注する間，血管痛の出やすい彼が気を紛らわせようといろいろ話すのを聞いているのだが，その日はお互いになんとなく無言だった。

　窓の外では夏の太陽が照り返していたが，窓ひとつこちらのひんやりとした空間には，スペインの灼熱の乾いた空気とイエペソの奏でる熱くも哀しいメロディーが流れていた。静注の間，決して血管痛を出さないようにといつにも増して集中していたせいか，その日の投薬は随分と時間がかかった。投薬が終わった後も，付き添ってくれたナースに申し訳ないなと思いつつも，その楽章が終わるまで聴き入ってしまった。

　私が研修の病棟を変わるとき，彼は名刺をくれた。「一級建築士」と書かれていた。スペインに渡った時を経て，彼は今なお現役の建築士だった。「来年1月になったらがんセンターで移植をする。だから今年いっぱいは今の入院を我慢する」。そう言っていた。だけれども，彼の病気の進行はその希望を打ち砕くものになった。移植専門医に「移植は，今の病状からはリスクがあまりにも高く勧められない」と言われてしまったのだった。とてもとても彼のことが気になっていたが，うちひしがれた彼に向き合う勇気のなかった私は，部屋を訪れることはできず，外出する元気な彼にエレベーターホールでふと出会う，そんな偶然におためごかしをしていた。

　そんな偶然もしばらくご無沙汰となったころ，彼は亡くなった。病棟のナースから，「先生，○○さん覚えています？　今とても具合が悪いんです」と聞かされた矢先のことだった。

　ロドリーゴの「アランフェス」。ギターはイエペソ。建築士としての熱い想いが込められた「アランフェス」を聴きながら闘っていた，彼のあの夏の日を私は忘れない。

　　　　　　　（山田美貴　　産婦人科研修医2年目　2005年5月）

念願のお花見
～半年ぶりに声を取り戻して～

　「Tさん，今日の調子はどうですか？」と，毎朝の回診でたずねる。Tさんはいつも手のひらで波を描く。これは「まあまあ」というサイン。調子の良いときもあれば，悪いときもある。でも，Tさんにはどういうときにそうなるのかを詳しく訴えられる術がない。なぜなら，若いころに患った肺結核による呼吸不全のために，人工呼吸器がつけられているからだ。気管切開されて，そこから管を通されているTさんには声が出せないのである。私が受け持ちになった今年2月には，声が出せなくなってすでに半年が経っていた。

　もちろんこの状態でずっと手をこまねいていたわけではない。なんとか自力で呼吸できるように，呼吸状態をみながら徐々に呼吸器の設定を下げていく努力が続けられてきたのである。私が受け持ちになる前にも何度も試みられていたが，いつも失敗に終わっていた。

　私も，初めは機械的に時間と酸素を送り込む圧を設定していた。でもやはりうまくいかなかった。よくよくTさんの様子を観察していると，機械的に設定していると，そのときによってひどくくたびれてしまうことがあるようだった。そこで，体の調子をみながら，ほんの少しずつ設定を変えてみることにした。毎日，朝と夕の2回，設定を細かく変えた。自分で設定を変えるために，土曜日も日曜日も病棟に行った。

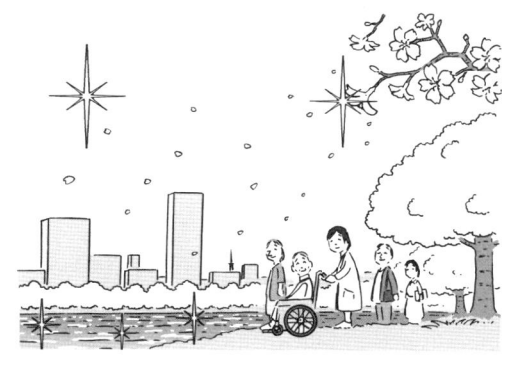

それがよかったのか，呼吸器の設定はどんどん下がっていった。そして，呼吸器はもうはずしても大丈夫なくらいになった。そのときに，上の先生からパッシー・ミューアという気管切開の穴を塞ぐ蓋を使うことが提案された。それを使うと話もできるという。さっそく試すことになった。呼吸器をはずして，パッシー・ミューアをつけた。「どんな声が出てくるのだろう」と待ち構えた。第一声は，「アーッ!!」だった。体全体から発せられるびっくりするほど大きな声だった。半年も話せなかった人が話せるようになったと思うと，うれしさがこみ上げてきた。Tさんも，すごくうれしそうだった。そして，たくさんたくさんお話をしてくれたのだった。

　奥様がお見舞いにいらして一緒にお話をしていたときだった。「春には，自宅のまわりは桜ですごくきれいなんですよ」と，Tさんが教えてくれた。それで，「今はまだ自宅まで帰れないけど，病院の近くであればお花見に行けるかもしれないですよ」と話した。でも，それにはもっと長時間呼吸器をはずせるようになる必要があった。「今は3月。桜が咲くまでに間に合わせたい！」。私の中に目標ができた。そして，Tさんも期待に応えてくれたのだった。

　お花見は4月7日に決行することになった。Tさんは，前日まであんなに楽しみにしていたのに，行く直前になって「行かないでいい」と言い出した。急に怖くなったのだろう。でも何とか説得して出発となった。病院の近くには隅田川があり，その川沿いに桜並木がある。そこを奥様，息子さん，看護師，それに私，みんなで，車いすに乗ったTさんを押しながら，ゆっくりとお花を眺めた。ちょうど満開だった。**「きれいだねー」と言いながら，Tさんは何度も空を見上げた。**

　このお花見は写真になって私の手元に残った。私の宝物である。

（四津里英　　外科系研修医2年目　2005年5月）

おもちゃのブーメラン
～10歳の女の子と仲直り～

　研修医1年目の小児科での研修。10歳の女の子を受け持った。白血病が再発し，何カ月もずっと入院していた子であった。実際に病棟で仕事をする2週間も前から，病歴はチェックしていた。その記載からは，精神的にも身体的にも相当なダメージを受けていることがうかがえた。

　そして，いよいよ小児病棟で研修を始める日になった。その最初の日，彼女に挨拶に行った。「今度，担当させていただくことになった後藤です。よろしくお願い…」これは大人の患者にはお決まりの台詞（なんとも堅苦しい！）。それに対して彼女は「…」。「何か困ったことがあったら何でも言ってね」。「…」。「今，何か困っていることある？」。「…別に」。最初はそれだけだった。10歳の子どもが20代半ばの新米医師に対してどんな感情を抱くか。自分にはまるで予想できなかった。そこには，子どもよりも緊張している自分がいた。

　化学療法が始まった。副作用のために高熱が続き，粘膜障害からひどい口内炎ができた。食事はのどを通らなくなり，終日ぐったりとベッドに横たわっている状態になった。何日も白血球はほとんどゼロになり，毎日のように採血が必要になった。

　朝の採血。それは私にとって一日の中で最もつらい仕事だった。ただ

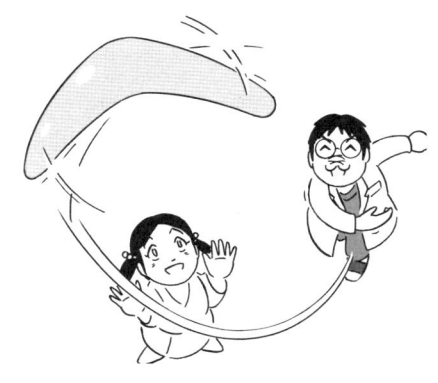

でさえつらい思いをしている彼女が，束の間の安らかな睡眠を得ている。それなのに，それを遮って採血に協力してもらわないといけない。「朝早くにごめんね。大事な検査だから採血させてもらうね」。そんなことは誰でもわかっている。彼女自身が一番わかっているかもしれない。白血病の子どもは，白血球数を含め検査結果をよく知っているのだ。口が痛くてご飯もろくに食べられない彼女に，いろいろ質問を浴びせかけ，診察しようとする。彼女にとって私とはどういう存在なんだろう。恐らく，「むかつく！」以外の何者でもない。

　彼女はだんだんと私に嫌悪感をあらわにするようになった。まず質問に答えてくれない。呼びかけても，「ふん」と言わんばかりに反対を向く。彼女のやるせない憤りが痛いように伝わってきた。「このままでは彼女自身が危険に晒されてしまう」と不安になった。そこで彼女に頼みごとや質問をするときは，彼女と親しい看護師さんになるべく同行してもらうことにした。するとどうだろう。私の質問にはまったく答えてくれないのに，看護師さんが同じ質問をすると，露骨にきちんと答える。「これは，私へのいじめ！？」，「そういうことで満足するなら，まあそれもよかろう」と，耐えることにした。結局，小児科の研修は，彼女と仲直りできないまま終了となった。

　小児科を離れた後も彼女のことはずっと心残りだった。ある日，どうにも気になって小児病棟を訪ねた。白血球はかなり回復し，退院も近いということだった。病室に入ると彼女はすぐに僕に気がついた。そこで予想もしないことが起こった。嫌っていたはずの僕に彼女が駆け寄ってくれたのだった。そして，おもちゃのブーメランを手にとって，「お父さんに買ってもらった」と，目の前で投げて見せた。さらに，そのブーメランを僕にも手渡してくれた。僕も彼女のように投げてみた。あまりうまく飛ばなかった。でも彼女はそんな僕を見て，とてもうれしそうな顔をした。

　「仲直りできた！」と喜びがこみ上げてきた。

　　　　　　　　　　　（後藤慎平　　内科研修医2年目　2005年6月）

ある日の針刺し
~点滴1本，侮るべからず~

　医療は，診断や治療内容以外でもその質が問われることがある。例えば，日々の挨拶，患者さんへのちょっとした心配り。医師は単に診断して，治療すればいいというわけではない。

　点滴の針を刺すという行為。この研修医が最初に習得すべき最も基本的な手技であっても，入院中の患者さんにとっては重大なイベントになっていることがある。研修医にとっては，患者さんに直接実力が評価される数少ない機会にもなる。「今までで最も痛かった」と立腹されることもあれば，「上手だったから次から指名させてほしい」と頼まれることもある。

　点滴の針刺しというと，忘れられない患者さんがいる。研修を始めて3カ月も経たないころ，当直のときであった。看護師さんから，「点滴が漏れているかもしれないので見てほしい」と呼ばれた。見に行くと確かに漏れている。

　患者さんに，「点滴が漏れてしまったので，取り替えなければなりません」と軽い気持ちで説明した。そうすると，「えっ──，本当ですか？？」と，こちらのほうがびっくりするような驚き。そして，それからが大変。「入院していて何がつらいかって，点滴を入れるときが一番つらいのよ」，「…」，「…」。点滴の針刺しに対するその患者さんの恐れは，まったく尋常ではなかった。とてもおいそれとは入れさせてもらえそうにな

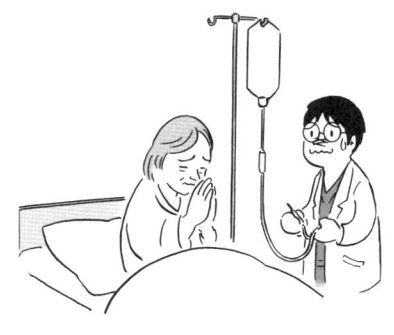

かった。結局,「(心の)準備をするのでちょっと待ってください」ということでいったん,病室を退散。

15分ほどしてから再び訪室。「そろそろよろしいでしょうか？」と尋ねてみた。そうすると何と患者さんは「はい」と言うなり目を閉じて,「入りますように,入りますように,…」と震えた声でお祈りを始めたのだった。

当時,針刺しには,もうそれほど苦手意識はないはずだったが,耳元でお祈りを聞かされると,「失敗は許されない！」と非常な緊張感に襲われた。そして,思い切って針を刺した。しかし,ものの見事に失敗！首筋にじっとりとした冷や汗が出た。祈りむなしく,神様は私たちの味方ではなかった。「すみません。本当にすみません」,「痛かったですよね。痛かったですよね」,「あと1回で入れてみせますので,どうかお許しください」。私は,土下座して謝りたいほどの気持ちになった。

そんな私の気持ちが通じたのか。さっきまでお祈りしていた患者さんから,「いいんです。いいんです。私,血管が細いんです」,「先生,どうぞ続けてください。先生も大変でしょう」というお言葉。その言葉で気持ちは急に楽になった。そして,再挑戦。今度は難なく成功。「本当にすいませんでした」と言って,まる一日の仕事を終えたような気分で病室を後にしたのだった。

その患者さんは腎盂腎炎で入院され,さまざまな検査,処置,治療を受けておられた。でも,点滴の針刺しが何よりもつらかったのだ。

点滴1本,侮るべからず。

（後藤慎平　　内科研修医2年目　2005年6月）

尿路結石疑い？
～バイタルサインを大切に～

　研修医1年目の最後のローテーションは救急部でした。「病棟で多くのことを学んでかなり鍛えられた！」と思っていた私は，1年間の総まとめという意気込みで研修していました。

　ある日，尿路結石疑いで，31歳男性のAさんが受診されました。Aさんは尿路結石の既往が3回もあり，「またいつものやつだと思うから早く腰の痛みを取ってほしい」としきりに訴えます。しかし，「痛みの原因がはっきりするまでは，安易に鎮痛剤は使用しないほうがよい」と教えられており，心を鬼にして検査を進めました。でも本音のところでは，「3回も尿路結石をやっているし，痛みの部位も同じみたいだし，ほんとうに痛そうだし，早く痛み止めを使ってあげたいなぁ」と思っていました。救急部ですでに多くの尿路結石の患者さんを診ており，鎮痛剤を使用すると痛みが嘘のようになくなるのを何度も経験していたからです。

　尿潜血反応は，予想どおり陽性でした。超音波では，嚢胞がたくさんありました。Aさんに詳しく尋ねると，多発性腎嚢胞を以前から指摘されていたそうです。そこで，嚢胞破裂もありうると考え，腹部CTも施行することにしました。

　腹部CTの結果をみて，「まさか！」と自分の目を疑いました。何があったと思われますか。31歳男性，3回の尿路結石の既往，今回も同様の痛み，尿潜血反応陽性です。尿路結石ではなく，なんと大動脈解離だったのです。

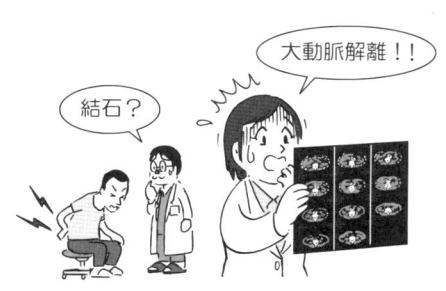

もちろん，腰痛の鑑別疾患として大動脈解離も挙げられることは知っていました。でも，31歳という年齢，既往歴，今回の経過，所見などからは，鑑別すべき疾患としてはほとんど否定してよいと決めてかかっていたのです。

　しかし，よく調べてみると「否定してよい」とは必ずしも言えませんでした。バイタルサインを再度取り直すと，血圧は 15 mmHg 程度の左右差がありました。痛みのせいもあるかもしれませんが，年齢から考えるとかなりの高血圧でした。

　研修を開始して 1 年間。耳にたこができるほど，バイタルサインの重要性を上級医に教えられてきました。でも今回はきちんと把握できていなかった，と反省させられました。また，「まさか！　そんなことが？」ということが現実に起こりうる，医療に絶対大丈夫ということはないんだ，と痛感したのでした。

　A さんは即入院となり，絶対安静が指示されました。疼痛と血圧がコントロールされ，手術。そして，無事に退院されたのでした。

　「もし，尿路結石と診断して鎮痛剤の投与だけで帰宅させていたら？」，「もし，腹部 CT を取らなかったら？」そう考えるだけで，今でも冷や汗が出ます。

　研修医 1 年目の最後を飾る貴重な教訓でした。**基本に忠実に**。*バイタルサインを大切に*。

（藤谷志野　　内科研修医 2 年目　2005 年 6 月）

⑫ 喜びの握手
～患者に一番身近な存在でいたい～

　研修医1年目のときであった。20年前の頸椎損傷以来，車いす生活をされていた肺癌の女性を担当した。52歳とまだ若く，癌のためか，とても繊細な方だった。医者になりたての自分には，対応するのにかなりのとまどいがあった。

　入院中に頸椎損傷後遺症による喀痰の喀出不良があり気管閉塞を起こし，呼吸状態が悪化して，ICUに行くことになった。涙目で「頑張りましょうね．きっと良くなるから」と言って送り出した。幸いにも，ICUでの治療で呼吸状態は安定し，気管切開がされたままの状態で，自分のいた病棟に戻ってきた。うれしくて思わず喜びの握手をした。

　そんな中，ローテート研修中である私に病棟交替の日がやってきた。患者にとっても私にとっても，やっと慣れて信頼関係が築かれたころにやってくる病棟交替はつらかった。患者さんは「次の研修先でもがんばってね．*偉くなっても今のままでやさしく，(患者にとって)身近な先生のままでいてね*」と言って，笑顔の中で涙を流された。そして，2度目の握手をして私を送り出してくれたのだった。

　その後，新しい研修先で超多忙な毎日を過ごしている中，その患者さんがめでたく退院するという知らせを聞きつけた。急遽，病室を訪ねた。気にかけていたがあまりに忙しく，しばらくの間会いに行けなかったので，少し躊躇する気持ちがあった。病室のドアを開けて，入り口とベッドの間を仕切るカーテンの前に少し立ち止まった。そのときだった。「か

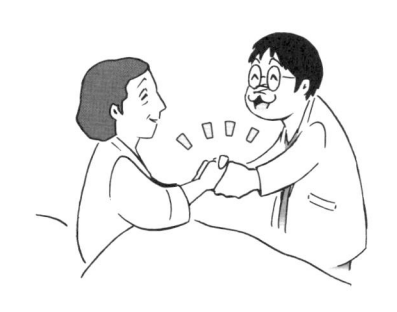

たおか先生？」という患者さんの声がした。カーテンを開くと，「あー，やっぱり先生だったね。カーテンの下の靴でわかりましたよ」と満面の笑顔で迎えてもらった。激務の中，ほんのわずかな時間だったが，治療がうまくいっていることなど話して，3度目の喜びの握手をした。今度は僕が退院する患者さんを送り出す番だった。

　研修医の2年生になり，主治医の先生から，その患者さんが他の病院で亡くなったことを聞いた。そして，旦那さんへの手紙や辞世の句を見せてもらった。

　今現在も，多忙さはまったく変わっていない。しかし，自分が担当していた患者さんが退院するときはなるべく会いに行って，握手をしようと思う。いつまでも患者さんにとって一番身近な存在でいることができるように。

　　　　　　　　　　　（片岡明久　　内科研修医2年目　2005年2月）

⑬ ひときれのサンドイッチ
〜ちょっとした食事の工夫が〜

　悪性リンパ腫で入院中の60代の女性でした。研修医になったばかりの私が担当したのは，彼女が入院生活3カ月目に入ったころです。

　体力と検査データとをにらめっこしながら，定期的に化学療法を続けました。長い入院生活を送っていた彼女は，むしろ他の方に比べて安定していて，元気にすら見えることもありました。また，本人にはちょっと失礼かもしれませんが，生来の愛嬌のある顔貌と，ちょっととぼけた話し方が，スタッフの人気を呼んでいました。

　ある日のこと。私が病室を訪れるやいなや，「先生，なんだかおしりがかゆいの。見てくれない！」といきなりパジャマのズボンを脱ぎ始めたのでした。窓も病室のドアも開いたままの衆目の中でしたので，大変どぎまぎさせられました。

　そんな彼女も，化学療法中は，食欲も体力もがっくりと落ち込んでしまい，みるみる体重が減ってしまいました。本人は，「なんでズボンが落ちちゃうのかしら」と相変わらずの様子で，それほどやせたことを気にしている様子はないのですが，新米研修医の私にしてみればどうしたものかと考え込んでしまう毎日でした。吐き気止めを処方したり，整腸剤を使ってみたり，何をやっても目に見える効果はあがりませんでした。

　そんなある日，お昼時に病室を訪れると，いつもと少し様子が違いました。化学療法中はいつも，食事を半分以上残してしまうのに，この日

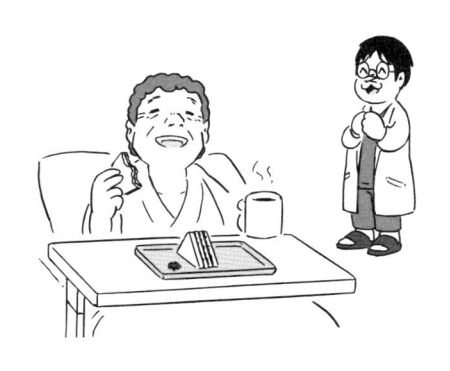

に限ってお皿がきれいに空になっているのです。しかも，彼女は「まだ食べられそう」と言ったのでした。その日のメニューは，サンドイッチでした。実は，毎週火曜日のお昼に出るサンドイッチは，彼女の大好物だったのです。

　次の週，今度は彼女が目をまんまるくして私のところにやってきました。「**サンドイッチがひときれ増えてた！**」。その声ははずみ，顔色も心持ち良いようにみえました。その後，私がオーダーしたひときれのサンドイッチが効いたのか，あるいは化学療法の影響がとれたのか，彼女の食欲は順調に戻り，体力も回復し始めたのでした。

　それ以来，彼女と私の距離は少し縮まったのでした。退院した後も外来通院のたびに，私のことを探して病棟まで来てくれるようになりました。「だって私，先生のファンになっちゃったんだもの」と。

　それから1年と少し月日が経ち，彼女は亡くなられました。にこにこと皆に振りまく彼女の笑顔が，今でも目に浮かびます。

（堀之内秀仁　　内科研修医2年目　2005年2月）

⑭ Difficult Patient
～天にも昇るひと言～

　彼女は，私にとって初めて集中治療室から出てきた患者で，初めての人工呼吸器を必要とする患者でした。さらに，人当たりのよい患者さんが多かった私にとって，初めての「Difficult Patient（気難しい患者）」と評判の方でした。

　病棟にきた彼女は，両手が少し動き，表情筋が多少使えることを除いては，自分の体をほとんど自由にできない状態でした。長い長い集中治療室での入院生活の中で，いろいろな治療が行われ，点滴や飲み薬の量を微調整することで何とか「安定」させているといった具合でした。私が最も途方に暮れたことは，彼女の病状が気分，もう少し医学的に言えば精神状態により大きく影響されてしまうらしいということでした。ストレスがかかったりかからなかったりするだけで，他の治療とは無関係に良くなったり悪くなったりするという話を前担当医から聞いていました。

　その日から，気の重い朝・夕の回診が始まりました。薬物治療など専門的なことについては，「あの薬は合わない，この薬が合う」といった彼女の「嗜好」を熟知した主治医を除いては，私のような新米研修医につけ

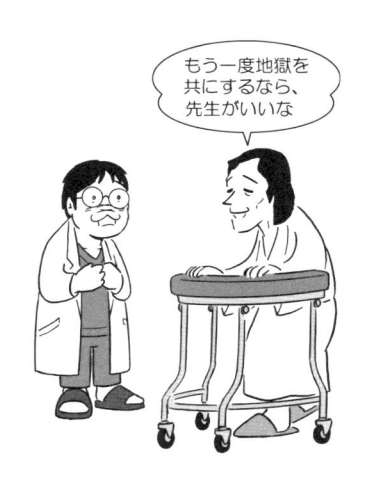

入る隙はありませんでした。もっぱら日々の症状の変化やちょっとした雑談を，主な話題としていました。ただ話題といっても，「精神状態」を悪化させてはいけないという大前提のもと，私にできることといえば，不自由な左手でノートに走り書きされる彼女の言葉を一つひとつ確認し，細心の注意を払いながら傾聴することだけでした。そんな努力もむなしく，1カ月が経過し私が次の病棟へと移る時期になっても，彼女の体は頑として動きませんでした。

　私が，なかばほっとするような気持ちで彼女の担当をはなれ，次の病棟で1カ月ほど過ごしたころ，廊下ですれ違った方が私を呼びとめました。歩行器に頼りながらも，しっかりと歩いているその人は，なんと彼女でした。改善の兆しすらなかった彼女が，見違えるような満面の笑みで歩いていたのでした。そのときの私は正直，どうしても解けなかった難問を他人にいとも簡単に解かれてしまったという，悔しいような気持ちになりました。「ああ，やはり私はこの Difficult Patient に何もできなかったのだ」と。

　しかし，彼女は私が担当をはなれてからの1カ月をかいつまんで話し，最後に結論づけるようにこう言ってくれたのでした。「*先生と一緒だった1カ月は地獄だったね。でも，もう一度地獄を共にするなら，先生がいいな。ありがとう*」と。

　私にとって，まさに天にも昇るようなひと言でした。

(堀之内秀仁　　内科研修医2年目　2005年3月)

⑮ 点滴の失敗
～医術は一つひとつ積み重ねられて伝授されていく～

　研修医になってまず覚えるべき仕事は，どこの病院でも採血手技かもしれない。

　まずは先輩の行為をしっかりと見て覚える。次に研修医同士で練習をする。時には，文字通り，先輩の「腕」も借りながら練習に励む。

　採血の手技を一通り覚えると，次のステップは点滴ラインを確保することである。新米研修医は誰もが，「基本的な手技を早く身に付けたい，うまくなりたい」との一心で，競うように練習する。そんな5月の病棟は，良くも悪くもやる気のある雰囲気に溢れている。

　約1年前，私は，小児科研修医1年目として小児科病棟から研修を開始した。

　そんなころ，思い出すのも恥ずかしい，決して忘れられない事件があった。不器用な私も，練習の甲斐あって，先輩医師に患児のライン確保を任されることになった。小さな子どもなので，先輩医師は子どもの腕を両手でしっかりと押さえていた。私はというと，片手で子どもの手の甲をつかみ，しっかりと狙いを定めた。次の瞬間，皮膚と静脈を穿刺してラインを確保できるはずであった。

　ところが，なんということだろう。針先は宙をさまよい，先輩医師の腕に刺さってしまったのだった。私の押さえが甘くて，子どもの手が大

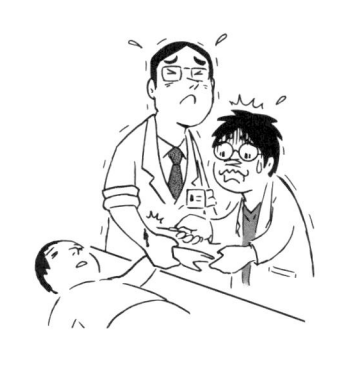

きく揺れたからであった。自分の腕を刺すならまだしも，まさか先輩医師の腕を刺すとは。予想もしていない事態であった。こんな形で，先輩の「腕」を借りるつもりではなかった！

　ばつが悪く，己の未熟さを呪いたいような気分になった。しかし，先輩医師は何も言わなかった。それどころか，もう一度点滴の採り方を指導し，再挑戦させてくれたのだった。今でもあのときの感謝の気持ちは忘れられない。

　「*医術は一つひとつ積み重ねられて伝授されていく*」ということを実感した。たかが点滴かもしれない。しかし，より良い医療を期待している患者さんのために，その奥義を習得し，かの先輩のように後進に伝えていければと思う。点滴ひとつでも奥は深いのだ。

（平林真介　　小児科研修医2年目　2005年5月）

16
「性別を換えてでも産婦人科に行きたい」
~医師は患者に育てられる~

　Sさんは70代の男性で自営の税理士をされていました。私のほうは病棟の業務にも少し慣れた研修医1年目，受け持ち患者さんも増えて，毎日，日付けが変わるまで病棟にいるような日々でした。Sさんには，病気だけでなくお仕事の心配もあるようで，開口一番に希望されたことが「眠れないと思うので睡眠剤をお願いします」ということでした。

　入院当日，いつものように日付けが変わるまで病棟に残っていると，案の定，「Sさんが眠れないそうです」と報告を受けました。病室に行くと「やっぱり心配でねぇ」と言われるのです。「『眠れない』という訴えがあったときは，まず眠れない原因を見つけることが大切！」と上級医に教えられていましたので，「少しでも不安が取り除けないものか」と病室の椅子に腰掛けてお話を聞くことにしました。しかし，睡眠不足の私。暗い病室でじっと話を聞いているとすぐに睡魔が訪れます。ウツラ，ウツラ…。ふと気がつくとSさんが笑っています。「先生，疲れてるんだね。でも先生を見ていたらなんとなく眠れそうになったよ」と言われ，顔が赤らんでしまう始末でした。

　その後もSさんは，何かにつけて駆け出しのレジデントをフォローしてくれました。Sさんの口ぐせは，「僕はね，いくら若かろうが，女性だ

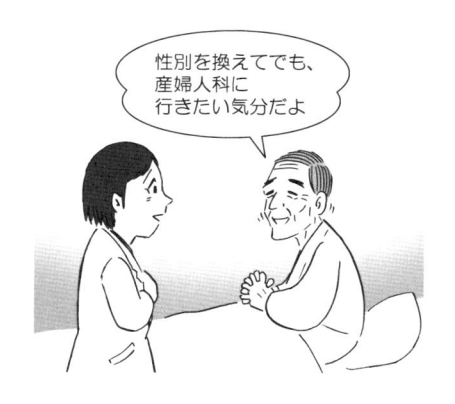

ろうが，先生に言われたことは信じるし，必ず守るからね」でした。「医師と患者という特殊な関係でなければ，自分より 50 歳近くも年配の方からそんなことは言われないだろうな」と思いましたが，同時に「医師としての責任感を芽生えさせてもらっているなぁ」と感じたのでした。

　入院時から悪性腫瘍が疑われていましたが，やはり進行性の悪性腫瘍で，積極的な治療の適応はないと判断されました。家族からは，「本人への説明はもう少し気持ちの準備ができてからにしてほしい」と強く要求されました。それで，「炎症によるもの」という説明で放射線治療を続けたのでした。

　訪室のたびに病気に対する不安な気持ちを話してくれる S さんに対し，私は本当のことが言えず，どう励ましていいかわからずにいました。そんな中でもポケベルが鳴ると，「他の彼氏が呼んでるね。独り占めはできないのは知っているから…」，「気持ちを聞いてもらえて少し楽になったよ」と笑顔を作って送り出してくれるのでした。私はいつも後ろ髪を引かれる思いでした。

　そんな日々がしばらく続いた後，次の研修科である産婦人科にローテーションする時期になりました。そのことを S さんに伝えると，「本当は性別を換えてでも産婦人科に行きたい気分だよ。でもありがとうね！　いろいろ困ったことを質問されて大変だったでしょう」。それに続いて，「でも僕は本当のことを知っても大丈夫だったよ」と言われたのでした。恐らく S さんは自分の病気のことはよくわかっておられたのだと思います。「周囲に余計な心配をかけたくない」と考えて，自分の気持ちを押さえておられたのではないでしょうか。

　自分が本当に辛いときでも周囲に対して優しさを持てる人。人間として真に尊敬できる人。そういう人に出会えた気がしました。そんな S さんに対して，私は医師としてどこまで気持ちを聞いてあげられたのでしょうか。

　S さんと過ごした 1 カ月。「*医師は患者に育てられる*」ということを痛切に感じたのでした。

（藤谷志野　　内科研修医 2 年目　2005 年 6 月）

⑰ 東京の眩しい夕空
～お母さんは先生のことが大好きだった～

　鹿児島生まれ九州育ちの私にとって，東京の空には星はありません。でも一度だけ，東京の空を眩しく感じた瞬間があります。

　上京し研修を始めて4カ月目。内科で研修中の夏の真夜中のこと，救命救急センターにいる病棟長の先生から，「70歳の患者さんが発熱で来ている。入院になると思うから下りて来て」と呼ばれました。

　慣れない当直でとても緊張していました。でも患者さんは，「先生，どうぞよろしくお願いします」と，高熱にもかかわらず，素敵な笑顔と上品な言葉で迎えてくれました。私は慣れない言葉遣いでお話を伺い，慣れない手つきで診察をしました。右季肋部と左側腹部に強い圧痛がありました。エコーとCTでは，肝臓は腫大し腫瘍で占拠されていました。聞けば，数カ月来，便秘と下痢を繰り返し，食欲も減退し体重もかなり減少したということでした。診断は大腸癌の多発肝転移でした。しかも感染を合併していました。そのまま入院となり，私が担当することになりました。内視鏡の検査後，主治医から娘さんに病名と病状が伝えられました。翌日，私は娘さんに呼び止められ，「まだ本人には病名は話さないでほしい」と言われました。でも病室を訪れると，患者さんは「自分の体のことは自分が一番よくわかっているわ。病気のことは全部お話しください」とお願いされたのでした。そこで，主治医からありのままの

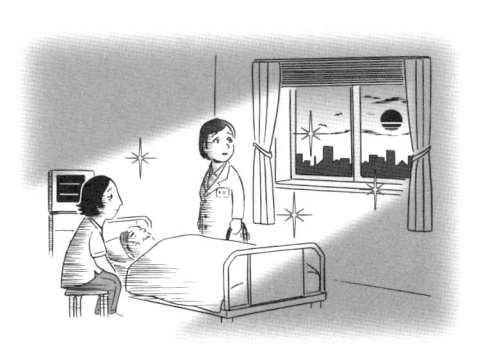

説明がされました。患者さんは顔色一つ変えず，事実をそのまま受け止められたのでした。

　抗生剤による治療が奏効し，悪いながらも症状は改善しました。訪室のたびに，にこやかな笑顔で「いつもありがとうございます。先生のおかげでだいぶ調子いいですよ。先生はきっと立派な先生になるわ」と言われるのでした。新米の自分には治療計画もろくに立てられないというのに。感染は沈静化されたものの，大腸癌による通過障害は徐々に悪化しました。そこで経口摂取を可能にするために，バイパス手術を勧めることにしました。患者さんも手術を選択肢の一つとして理解されました。私は訪室のたびに「食は命ですよ」と口癖のように話していました。

　患者さんは，最終的に「手術はしない」という選択をされました。その後，私は研修病棟を変わってほとんどお会いできなくなっていましたが，ある日，「手術をされた」という話を耳にしました。そこで久々に病室を訪れると，「先生が，『食は命』っておっしゃっていたから，私もその通りだと思って手術を受けました。ありがとう」と言われたのです。自分の何気ない言葉が，患者さんの重大な決断のきっかけになったのでした。新米の自分でも少しは寄与できたことがうれしかった反面，医師としての責任の重さも痛感したのでした。

　術後の経過は良く，経口摂取も可能となり一時退院になりました。そして，数週間後，病棟から「患者さんが先生に会いたいと言われている」と連絡を受けました。発熱のために再入院されたのでした。「先生が，『食は命』っておっしゃってたから，家でもちゃんと食べていたんですが，最近は喉を通らなくなって…」。再狭窄を起こしたのでした。

　病状は進行し意識も次第に悪化しました。夏が過ぎ少し肌寒くなってきたころでした。娘さんから呼ばれて病室を訪れました。命の灯は今にも消えようとしていました。娘さんが，「**お母さんは先生のことが大好きだったから…。『食は命』っておっしゃってくれたものね**」と呼びかける中，静かに息を引き取られました。

　患者さんは東京の夕空が大好きだったそうです。病室の窓の外には夕暮れの秋の空が広がっていました。オレンジ色に染め上げられてほんとうにきれいでした。東京に来て初めて見た眩しいばかりの夕空でした。

　　　　　　　（有馬慶太郎　　小児科研修医 2 年目　2005 年 6 月）

18 どういう医者になりたいのか
～患者さんにとっては、病気はいつも未経験なこと～

　僕が医者になって初めて受け持った患者さんは，初発の肝臓癌の76歳男性だった。初めての癌患者さんでもあった。

　健診で肝機能異常が発見され，その精査で偶然に見つかったのでとても元気だった。最初に自己紹介したとき，癌を気の毒に思う自分の気持ちを一生懸命隠した。どのような生活をされているのか，どのような経緯でこの病院を受診されたのか，現病歴や既往歴，家族歴を長い時間かけて聞いた。ナースステーションに戻ってから聞くべきことを思い出しては，何度もナースステーションと患者さんの部屋を往復した。患者さんや家族に，病気のことや治療方針をたずねられても，「ちょっと待ってください。また来ます」と言って，上の先生に相談してからまた病室に戻るようにした。

　そして，患者さんと家族に病気と治療方針を説明することになった。上の先生から癌の告知がなされた。医者として初めて立ち会った癌告知の場面であった。患者さんは精神的ショックを隠しきれないでいた。そして，僕は後ろのほうで，上の先生や患者さんにわからないようにひそかに泣いていた。その日一日，なぜか憂鬱な気分が続いた。

　あれから2年以上が経ち，その間，いろいろな癌患者さんを担当した。自分が癌患者さんを受け持つことが決まると，まず原発巣を検討し，

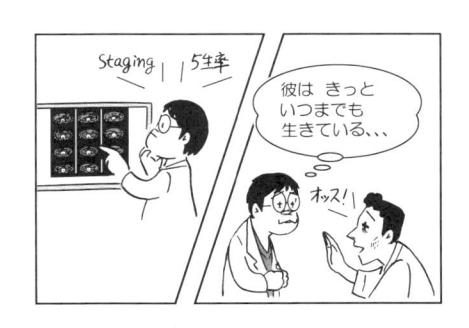

CT・MRI・内視鏡などで転移を検索し，進行度の staging をする．組織診・細胞診も行う．病期や 5 年生存率などを考えて，最終的に治療方針を決める．淡々と予後も考慮して，最適な治療方針を選択する．患者さん家族には，病気と治療方針を他の治療 option を含めて説明する．さらには予後についてもかなり説明できるようになった．治療中に起こる合併症にもそれなりに対処できる．患者さんや家族との対話も大切にしているつもりでいる．……この 2 年間の成長かもしれない．

そんなときに，大学の親しい友人が大腸癌だということを知らされた．肝臓に多発性の転移があり，脳転移もあるという．まだ 27 歳という若さなのに．

僕自身かなりショックだった．医者の常識から，5 年生存率など予後もある程度わかってしまう．けれども，「彼はいつまでも生きていて，きっと治る」ような気がする．「あと，何年間しか生きられないでしょう」なんて言われても，僕はとても信じられない．「いつまでも元気でいて，癌を克服してくれるに違いない」と僕は信じている．これは，医者になりたてのころ，初めて癌告知の場面に立ち会ったあのときと同じ気持ちだった．いつの間にか忘れていた感覚だった．

僕はこの 2 年間で何か大切なものを見失ってしまったのだろうか．経験のある医者に成長するとともに，「**患者さんにとっては，病気はいつも未経験なこと**」というのを，忘れてしまっていたのかもしれない．

「僕はどういう医者，どういう人間になりたいのか」．これからもずっと自問することになると思う．

（春日章良　　内科研修医 3 年目　2005 年 5 月）

⑲ 覆された DNR の方針
~非日常である「死」が日常の一部と化していく~

　忘れもしない。研修医 1 年目の冬のことであった。

　悪性リンパ腫の 84 歳の患者さんを担当していた。化学療法によって頸部にあった巨大腫瘍は著明に縮小したが，誤嚥がみられるようになって経口摂取は困難になり，全身状態は明らかに悪化していった。キーパーソンである息子さんに病状を頻繁に説明したが，なぜかあまり関心を持ってもらえなかった。時には「こちらの説明を不愉快に思っておられるのだろうか」とさえ感じた。

　元旦に行った血液検査で白血球数が急激に増加した。悪性リンパ腫の白血化と考えられ，急遽，化学療法を開始した。しかし，病勢のコントロールは困難で，そのうち両側肺野は真っ白となり，ARDS（急性呼吸窮迫症候群）と考えられた。手を尽くせどもよくなる様子はなかった。息子さんと何度か話し合って，「急変時も心臓マッサージや挿管はしない」─DNR（do not resuscitate）と方針が決まり，最期は静かに看取ることになった。

　明日から新しい病棟で研修するという病棟交替の夜，いよいよ危篤状態になった。息子さんに事情を説明し，病室に付き添ってもらうことにした。心電図モニターの脈拍は徐々にゆっくりとなり，ナースから「呼吸が止まった」と報告を受けた。

　そっと病室に様子を見に行った。ところが，そこで眼を疑うような光景が飛び込んできた。なんと，息子さん自らが mouth-to-mouth の人工

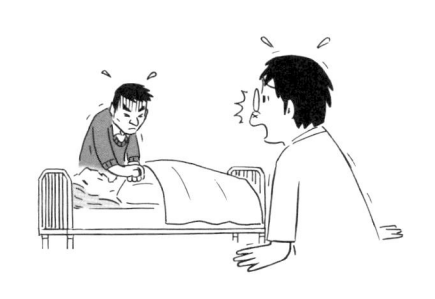

呼吸と心臓マッサージを施していたのであった。そればかりか、「息が止まってしまった！」、「頑張ってくれ！」、「何とかならないのか」と必死に叫んでいるのであった。思いもかけない事態にしばし呆然とした。しかしとても息子さんをそのままにはさせておけず、「代わりましょう」と言って、病室にあったアンビューバッグでバッグ換気を始めた。そのうち仔細を聞きつけた病棟長が現れ、無言で心臓マッサージを手伝ってくれた。そのまま30分も経過しただろうか。自己心拍の再開はまったく見られなかった。「これ以上蘇生を行ってもまず戻らない」と病棟長が息子さんに説明した。息子さんは放心したようにやっと受け入れられ、死亡宣告となった。

　最近、自分自身も父の死を経験することになった。最期の方針は、家族の間でよくよく話し合って決めていたつもりであった。それにもかかわらず、病状が急速に変化したこともあって、「まだお別れできていない方々になんとか間に合ってほしい」という一心で、最期になって一度決めた方針を変更してあれこれ手を尽くすことになった。

　医師として臨床経験を積んでいくと、一般人にとっては非日常である「死」が日常の一部と化していく。そして「死」に対する感性が薄れていく。 しかし、家族が「愛する肉親に少しでも長く生きていてほしい」と願うのは当然である。

　あの患者さんと自分の父。最期はほんとうにどうすればよかったのか、今でも自分の判断は揺れ動くのである。

　　　　　　　　　（小林美和子　　内科研修医3年目　2005年6月）

⑳ 病院での最期
～本人だけでなく，家族にも悔いが残らないように～

　研修医として患者さんにかかわっていく中で，その方の生き方や家族との関係について考えさせられることがあります。

　その方は末期癌でした。入院は長期化し，化学療法をずっと続けておられました。少し気難しいところがあって，新人のレジデントにはつらくあたられるので，病棟長だった私が直接担当することになりました。

　幸いに，私とその方とは比較的良好な人間関係が築けましたが，治療していくうえで大きな問題がありました。「家族との関係がうまくいっていない。ほとんど誰もお見舞いに来ない」ということです。私の前では普通に振舞われるのですが，気の合わない若いナースや家族にはひどく高圧的だったのです。ナースによっては怖くて訪室さえできないという事態になりました。当然，家族もそんな患者さんとかかわるのを避けておられたのでした。

　原疾患を治せないだけでなく，家族との関係に介入することもままならず，担当医として悶々としていました。「私は何もできていない」という気持ちがいつも拭えないでいました。しかも時間は待ってくれず，原疾患は無情にも悪化していきました。

　そんなある日，突然，出血性脳梗塞を起こされました。意識はなんと

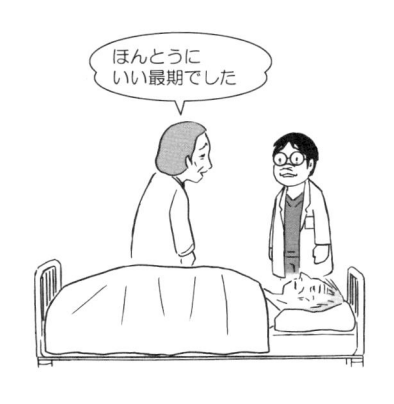

かあるものの，話すのが難しい状態になられたのです。すぐに家族を呼び，病状について説明しました。その時初めて奥様にお会いしました。「ご本人は心細いだろうし，なるべくそばにおられたらどうでしょうか」と提案しました。そして，その日から奥様や娘さんがいつもそばに付き添われるようになりました。

　それから，一週間ほどして亡くなられました。娘さんがお父さんの手をじっと握っておられる中での死亡宣告でした。そのすぐ後，病室の外で奥様と少しお話をしました。「先生，ほんとうにありがとうございました。主人は私が話したいことがあっても何もしゃべらせてくれない人でした。私はいつも耐えてきました。私自身，体の状態が悪いこともあって足が遠のいていました。だけど最期はあの人，ほとんどしゃべれなくなって，私の言うことを『うん，うん』てよく聞いてくれるようになったんです。これまで心に溜まっていたことを全部話しました。そうしたら主人の傍にいることがつらくなくなりました。主人にとっても私にとっても，ほんとうにいい最期でした」。

　病院での最期は，その人がそれまでどう生きてきたか，家族をどれだけ大切にしてきたか，で決まるように思います。家族に見守られながらほんとうに安らかに逝く方もおられれば，ご遺体すら引き取りに来られない場合もあります。しかし，入院という時間は，本人にとっても家族にとっても，今までの関係をやり直すチャンスなのではないでしょうか。どんな状況であれ，*最期は本人だけでなく，家族にも悔いが残らないようにできるだけの配慮をすること。それが担当医としての責務ではないか*と感じたのでした。

　「…主人にとっても私にとっても，ほんとうにいい最期でした」。いつまでも忘れられない言葉になりました。

　　　　　　　　　　　　（猪又崇志　　内科研修医3年目　2005年7月）

㉑ 低血糖とカテコラミン
～自分のカテコラミンも分泌させよう～

　当院に糖尿病にて外来通院中であり，インスリンを導入されていた53歳男性。

　仕事や家庭環境でのトラブルが重なって，発作的に自殺を図られた。なんと，持っていたインスリンを手当たり次第に皮下注射されたという。当然のごとく，低血糖による意識消失で救急車にて緊急搬送されてきた。その日は，私が当直に当たっていた。

　後になってわかったことだが，R製剤1,800単位，N製剤1,800単位もの大量を皮下注射されたらしい。来院時の血糖値は32 mg/dl。血糖をとりあえず上昇させるために，50％グルコース20 mlを3回続けて静注した。血糖値は一時的に80 mg/dl程度まで上昇するが，すぐに50 mg/dl台まで下がってしまう。末梢からの浸透圧限界である20％グルコース溶液を，両腕から持続点滴しても，血糖値は60 mg/dl以上には上がらない。

　もっと濃い濃度のグルコースを投与するためにCVラインを留置することになった。そのころには，CVライン挿入はなんとか自信が持てるようになっていたが，そのときほど急いで挿入したことはない。緊張して喉が乾き，汗は出るし，胸はどきどきした。

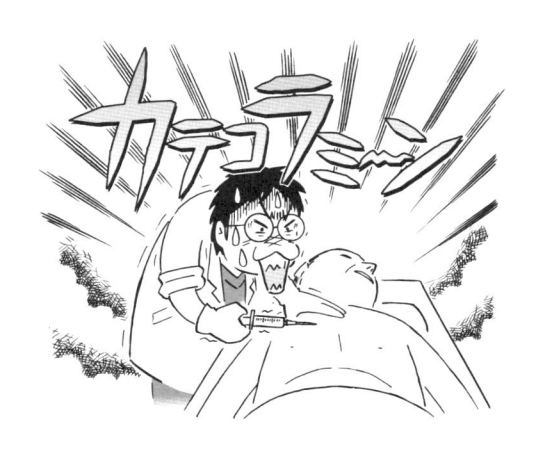

ある文献によれば，インスリンの拮抗ホルモンであるグルカゴンやエピネフリンは，血糖が 65〜70 mg/dl を下回ってから初めて急激に分泌されるらしい。ということは，このときの患者さんの体内には血糖を上昇させようと相当なカテコラミンが分泌されていたはずである。**もう一人，*CV* ラインを，*一刻を争って挿入していた私の体内にも，かなりのカテコラミンが分泌されていた*** と思う。

　このときの処置が効を奏して，3 日後には後遺症もなく，何事もなかったかのように患者さんは退院された。低血糖発作はその後も度々経験したが，このときほど，私の体内にカテコラミンが分泌されたことはなかったと思う。

（児玉知之　　内科研修医 3 年目　2004 年 11 月）

22

不可解な心不全
～患者さんは医療者が思いもかけないような理解の仕方をする～

　3枝病変に対して2度のPCI（カテーテルインターベンション）の既往があり，心機能が悪いためにラシックス40 mg/日を服用している74歳男性だった。

　その方が重症肺炎になり，集中治療室で抗生剤の治療を受け気管切開を施行された後，状態が落ち着いたということで私の配属されている病棟に転室してきた。肺炎はほとんど治まっていたが，重症の心疾患があるので，病棟長からは「水分管理をしっかりするように」と言われていた。

　当時，研修医1年目だった私は，患者さんに「あまりお水を飲みすぎると，肺に水が溜まってしまうことがあります。1日に飲むお水の量は800～1,000 m*l*程度にしましょう」と話をしていた。

　集中治療室から転棟後の数日間は問題なく経過した。しかし，4日目に突如，患者さんは呼吸苦を訴えた。緊急で胸部レントゲン撮影をすると，完全な心不全の像を呈していた。利尿剤を増量し，数日で心不全は改善し事なきを得た。

　問題は，急な心不全の原因だった。再度確認したが，水は1日1,000 m*l*しか飲んでいなかった。「きちんとした水分制限をしていたのにどうしてだろう」と思った。しかし，何ということだろう。水とは別に牛乳を，連日1,000 m*l*も飲んでいたことが後になってわかった。

　患者さんの理解力には問題なく，とても認知症があるとは思えなかった。患者さんの言い分は，「水はさらさらしているから肺から漏れるが，

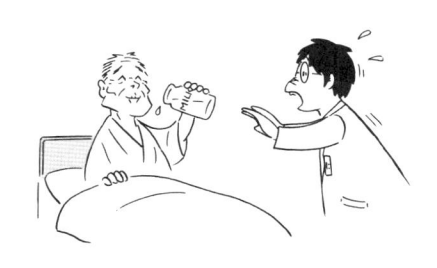

牛乳なら大丈夫と思った」というのだった。まったく，思いもかけない考え方だった。

　水分の出納は連日管理していたが，牛乳については患者さんの申告に基づいていたため，その量の把握はあいまいだった。集中治療室から転室後は，状態は落ち着いていたので，体重も計測されていなかった。それらが不可解な心不全の発見を遅らせた。

　「ハイリスクの患者には体重を連日計測したほうがよい」，「**患者さんは医療者が思いもかけないような理解の仕方をすることがある**。患者さんへの説明の仕方はとても重要」ということを再認識したのだった。

　ともかく，牛乳を飲んで体重が増えて喜べるのは子どもまでだ。

　　　　　　　　　　　　（児玉知之　　内科研修医 3 年目　2005 年 1 月）

23

忘れられないひと言
～医師としての基本を教わった～

　医師という仕事をしていると，高齢の方を担当させていただくことも多く，人生の大先輩から貴重なことを学ばさせていただきます。

　私が研修医3年目のときでした。重症の再生不良性貧血で好中球が常に $500/\mu l$ 以下という，89歳の女性を担当していました。大変な高齢であるにもかかわらず，頭は非常にはっきりされていて，笑顔の素敵な方でした。

　幸い病気は改善傾向にありました。若いころの思い出深い体験や，日々の生活をお聞きし，今後の生活について私も若輩ながら相談を受けていました。患者と医師の良い人間関係が築けていたと思います。

　私たち研修医には数カ月ごとにあらかじめ決められた病棟交代があり，私も近いうちに内科病棟からICUに移動することになっていました。「担当をもうすぐ変わらないといけないのは，大変残念です」，「でも，そろそろ退院ができるほど回復されてよかったですね」，「私が今度行くところはICUと言って，重症の患者さんが多くて大変なんですよ」…などと話をしていました。

　時期が悪いと言うべきでしょう。病棟交代のちょうどその日，その方が悪寒を伴う39℃の発熱を出されました。敗血症と思われました。高熱で意識が朦朧とされている中で，その方が言われたひと言が今でも忘れられません。熱がつらいとか，吐き気がするとか，そういうご自分の苦

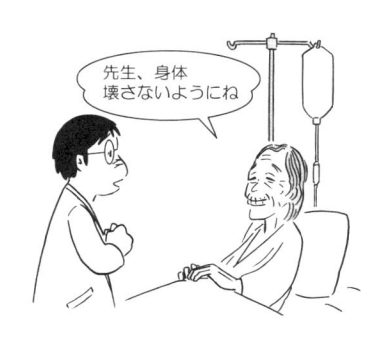

> 先生、身体壊さないようにね

痛の訴えではなかったのです。

　最初に出てきた言葉は，「*先生，ICU 大変だね。身体壊さないようにね*」だったのです。

　まったく思いもかけない言葉でした。一瞬，何を言われたのかわからなかったほど，私は衝撃を受けました。敗血症の熱で息も荒く苦しそうな 89 歳の患者さんから，若くて元気な医師である自分を思いやる言葉。「自分がどんなにつらいときでも相手のことを思いやる」という医師としての基本を教わったような気がしました。

　その方は，幸運にも一命をとり止められ，無事退院を果たされたのでした。私は，今でもあのときのやさしい笑顔と「先生，ICU 大変だね。身体壊さないようにね」という言葉が忘れられません。

　きっと，私には想像もつかないほど豊かな人生を歩んでこられたのだろうと思います。その方からいただいた宝物のようなひと言でした。

（豊原敬文　　内科研修医 3 年目　2004 年 11 月）

㉔
「私はもう十分生きたから いいんですよ」
〜どう手助けすればよかったのだろう〜

　レジデントとは文字通り病院に住み込みの医者であり，患者さんには一番身近な存在です．患者さんの人生の最期に立ち会うことも多く，その中から多くのことを学ばせていただきます．

　私が3年目のレジデントになって間もないころでした．御神職をされている84歳の男性を担当しました．初めて見つかった骨髄異形成症候群で，すでに白血化していました．好中球が 500/μl 以下の敗血症性ショックの状態で，緊急入院されました．

　入院後抗生剤を開始し，幸いに状態は安定し，いろいろな話をさせていただく機会がありました．ご高齢で，疾患の性格からも治癒の見込みはないものの，入院時の重篤な状態から回復されたことを知っている私としては，当然のことながら積極的な治療を勧めました．「○○さん，今日の白血球は300くらいです．バイ菌に感染しやすいので外に出るのはまだ難しいですね」，「化学療法をすると，もうちょっと白血球が増えて外に出られるようになるかもしれません．早く家に帰りたいですね」

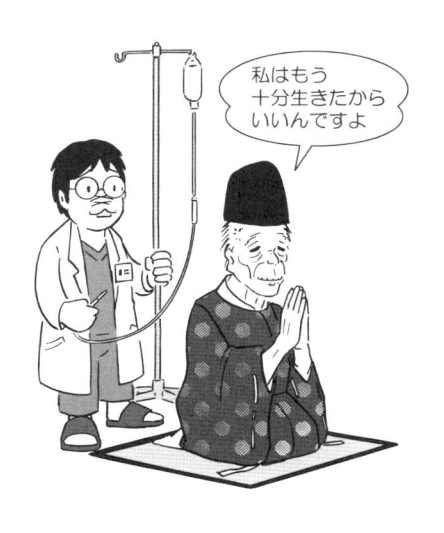

などと話をしていました。

　しかし，当の本人は治療に対してはまったく消極的で，いつもただにこにこされているだけでした。「*私はもう十分生きたからいいんですよ。白血球が少なくてもよいから家に帰ります*」。いつも本心を偽ることなく，ご自分の思いを心の底から語っておられるようでした。かといって，治療を拒否するわけでもなく，家族の勧めもあって結局，化学療法を行ったのでした。しかし化学療法で一時的に解熱したものの，白血球は回復しないままで，外出，帰宅もできない状態になってしまいました。そして最期は，再び感染症を併発し徐々に意識が低下して亡くなられたのでした。

　後で息子さんから聞いた話ですが，患者さんはご自分の亡くなる日を予言されていました。その予言された日は，実際に永眠された日の1日前でしたが，その日から深い昏睡になられたのでした。

　「それにしても，一時解熱したときに無理をすれば少しは家に帰れたのではないか」，「もしかしたら化学療法は余命をただ一日延ばしただけで，人生の残りわずかな貴重な時間を奪ったのではないか」などと考えさせられたのでした。

　「自分もあの方のような心境で最期を迎えられるだろうか？」，「若い自分には想像もつかない穏やかな心境におられた方の最期に，どのように手助けすればよかったのだろうか？」。今でも悩んでしまうのです。

　　　　　　　　　　　（豊原敬文　　内科3年目研修医　2005年2月）

25 高齢者の頻脈
～いつも鑑別疾患を挙げて疑おう～

　私が研修医1年目のときの話です。脳梗塞患者の入院が多い寒い季節でした。例によって塞栓機序の脳梗塞で入院した，心房細動のある70代の女性を担当しました。

　入院時から頻脈傾向があり，抗凝固療法とともにレートコントロールを開始しました。この時期ともなれば心房細動は何例も経験していましたので，ジギタリスとCaブロッカーでやがておさまると思っていたのですが，頻脈がなかなかおさまらないのです。再度，入念に問診をし，診察しました。頻脈を起こす原因として，「脱水，疼痛，貧血，心不全，低酸素血症，電解質異常，……」いずれも見当たりません。「甲状腺機能亢進症？」なんていうのもあるが，それが原因の頻脈なんてみたことはないし，甲状腺機能亢進症状は全然ない。甲状腺の腫大もない。「あるわけないよなー」と思いながらも，一応，他の項目とともに甲状腺機能をチェックすることにしました。

　翌日になって採血結果を見て驚きました。何と甲状腺機能亢進症そのものだったのです。masked hyperthyroidism を呈する Basedow 病だったのです。内分泌の専門医に問い合わせたところ，「高齢者の Basedow 病は，ほとんどが無症状で甲状腺腫大は認めないよ」と，いとも簡単に言われてしまいました。そして，頻脈を呈する心房細動は，Basedow 病の治療開始とともに速やかに改善したのでした。

　自分のとった問診と診察所見を信じて，「あるわけないよなー」とタカ

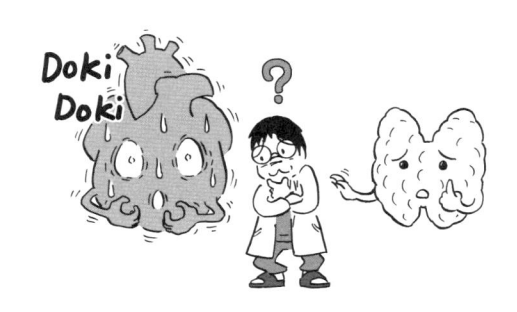

をくくっていただけに衝撃的な経験でした。*①鑑別疾患を挙げることの重要性，②それを疑うことの大切さ*，を思い知らされました。

　それからというもの，頻脈を見ればいつも甲状腺機能はチェックするようになりました。考えてみれば，この患者さんの脳梗塞も甲状腺機能亢進症に気づいていれば，予防できたかもしれないですよね。

（和田匡史　　内科研修医 3 年目　2004 年 11 月）

26

「先生のことすごく信頼してるんですよ」
~患者・家族の気持ちと生き方に真正面から向き合う~

　研修医3年目の冬のことです。急性骨髄性白血病の終末期にあったHさんの担当になりました。

　さまざまな化学療法の末，いったんは寛解したものの再発。主治医から完治が難しいことを聞き，再寛解ではなく症状緩和のための治療を希望され，症状緩和のための化学療法や輸血を連日受けておられました。

　私が担当になったその日。Hさんに挨拶に行くと，「S先生（前の担当医）はいい先生だったから，S先生の間に最期を迎えられるといいと思っていたんです。先生はどうかわかりませんが，とにかく僕は苦しくないようにしてもらうことに関しては妥協しませんから」と宣言されました。

　肉体的にも精神的にも一番苦痛が少なく，しかも感染症などでいたずらに病状を悪化させないようにするにはどうしたらいいのか。疼痛コントロール，輸血の頻度，抗生剤の投与回数・投与時間などについて，病室を頻回に訪れてはHさんと相談を繰り返して，私なりに細心の注意を払ったのでした。

　その結果，症状コントロールは良好となり，外出を行うこともでき，病室でも笑顔でお子さんや奥様と家族団らんの時間を過ごされたのでし

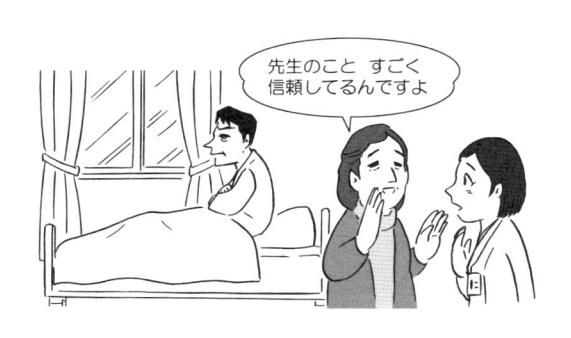

た。そして，驚くべきことに，ご自分に残された時間が少ないことを十分に理解されて，仕事（会社社長職）や家庭のことについて，非常に冷静にできる限りの身辺整理をされたのでした。

　ある日，奥様と廊下ですれ違ったときのことです。「主人はいつもなんだかんだ言ってますけど，先生のことすごく信頼してるんですよ。『これまでこんなによく話を聞いて症状をとってくれる先生はいなかった』って言ってます」と洩らされました。Hさんはいつもぶっきらぼうでしたから，そんなふうに思ってもらえていたとは，私にとっては意外な感じでした。でも，患者さんやご家族に信頼してもらえていることがわかって，うれしいという気持ちと同時に，「私は，Hさんの大切な人生の最期をお預かりしているんだ」と気の引き締まるような思いもしたのでした。

　信じられないほど平穏な日々が続いた後，病状は急激に悪化し，化学療法による腫瘍コントロールも難しくなりました。そして，たくさんのご家族・ご親戚が見守られる中，静かに旅立たれたのでした。まだ40代とお若いだけに，つらい別れになりました。しかし，奥様やお姉様から「Hは最期まで自分らしく生きられて，ほんとうに幸せだったと思います」と言葉をかけていただき，救われる思いがしたのでした。

　*「先生のことすごく信頼してるんですよ」の言葉は，患者さんやご家族の気持ちや生き方に真正面から向き合えたことに対するご褒美*だったと考えています。

（塚本昌代　　内科研修医4年目　2005年4月）

27
「いやー，先生上手になったねぇ」
~患者さんや周囲の人たちに育ててもらっている~

　今年も桜が咲き，新しい1年目の研修医が仲間入りをしました。毎年恒例の4月の風景……。震える手で緊張した面持ちの1年目に，採血の仕方を指導しながら，私はある患者さんの笑顔を思い出していました。

　研修医1年目の4月のことでした。私もちょうど今の1年目と同じように，同期の研修医とお互いに何度も採血の練習をして，いよいよ実際に患者さんから採血をする日がきました。必要な物品を何度も確認し，非常に緊張しながらも，「患者さんを不安にさせてはいけない」とできるだけ平静を装って，明るく「おはようございます」と挨拶をして訪室したのでした。

　Aさんは70代の肺癌の患者さんでした。化学療法と放射線療法中であったため，食欲もなく体もだるいはずなのにとても明るい笑顔で迎えてくださいました。練習ではうまくいった採血もいざ本番となると，非常に緊張して手が震えました。どうにか採血が終了したときには，思わず「フゥー」と安堵のため息をついてしまいました。みるとAさんも同じように「フゥー」とため息をついていて，お互いに笑ってしまいました。

　その後もAさんの採血はいつも私の仕事でした。化学療法を行っていることもあり血管確保や採血は難しいのですが，私も何度か失敗してしまいました。他の患者さんには大きな声で怒鳴られたこともありましたが，Aさんは，そういうときでも「血管が細いからねぇ」，「こっちのほ

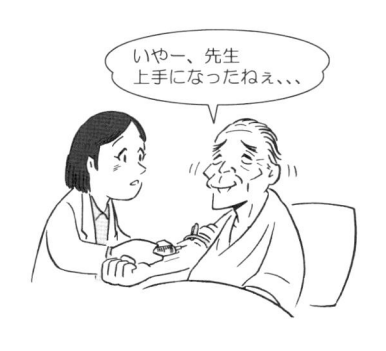

うがいいのがあるよ」などむしろ励ましてくださったのです。本当に申し訳なくて,「早く上手にならないと……」とそのたびに思ったものでした。

　1カ月ほど経って,化学療法と放射線療法が終了してAさんが退院される日になりました。その日の朝,採血をしながらいろいろ話をしていると,「いやー,先生上手になったねぇ,まったく痛くないねぇ」と満面の笑みで言ってくださったのです。そのうれしい言葉は,今もしっかりと心に残っています。元気に退院され,肺癌は改善傾向でしたが,数週間後,胸部大動脈瘤破裂で突然亡くなられたという悲しい連絡を受けました。まるで自分の大切な人を失ったような気持ちになりました。

　あれから1年,2年,3年と経ち,たくさんの患者さんをはじめ,先輩,看護師さんなど周囲に支えられながらいろいろなことを経験しました。そして,今は私が後輩を教育する立場になりました。医療を行ううえで必要な技術や知識だけでなく,*「患者さんや周囲の人から育ててもらっている」という感謝の気持ち*を,是非伝えていきたいと思います。そして私自身,いつまでもこの気持ちを忘れないようにしたいと思うのです。

（塚本昌代　　内科研修医4年目　2005年4月）

28

「今までの人生で一番幸せだよ」
～あなたの人生の最期は，
誰に側にいてほしいですか～

　研修医3年目の夏，緩和ケア病棟でのことです。Sさんは50歳の悪性中皮腫の患者さんでした。私が1年目研修医のとき，胸水の精査で診断がついてから，何度も化学療法を行ってきました。縁あって何度か担当医になりましたが，化学療法でどんなにつらいときでも弱音をはかず，いつも穏やかな方でした。病状が進行して腹膜転移や上大静脈症候群も合併し，今後は症状緩和を中心にするということで緩和ケア科を受診されたのでした。腹水で食事もとれず全身状態が悪化したSさんは，以前とはまるで別人のようでした。

　Sさんはこれまではほとんど一人で癌と闘ってこられましたが，全身状態が悪くなってからは，近くに住む妹さんが世話をされていました。腎機能も肝機能も悪化しており，主治医からは「残された時間は少ない」と伝えられました。緩和ケア病棟入院後は，疼痛コントロールや腹水穿刺で腹部膨満は軽減され，食事も少しはとれるようになってきました。しかし，今ひとつ表情はすぐれませんでした。

　「一番気になることは，どういうことですか？」と尋ねてみると，「離婚した妻と2人の娘がいて，まだ自分の病気を伝えていないんです。一度でいいから娘に会っておきたい」と，涙を浮かべながら話されたのでした。妹さんの話では，「娘は両親との折り合いが悪いので，突然連絡しても来てくれるかどうかわからない」とのことでした。Sさんもどう

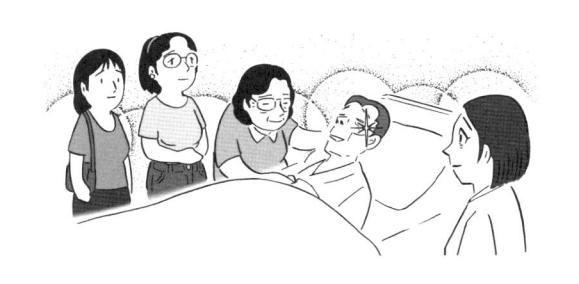

やって「娘に会いたい」ということを伝えたらいいかわからず，電話もしにくいようでした。でも，ある日Sさんは思いきって別れた奥様に電話をされたのでした。その結果は，「あまり話さないうちに『今は忙しいから』と言われ，何も話せないまま電話を切られてしまった」と落ち込まれてしまったのでした。そのこともあってか，全身状態はさらに悪化し，残された時間も数日と危ぶまれるようになりました。

　浮かないSさんの顔を見ながら，「何とか希望をかなえてあげられないか」と悩みました。妹さんとSさん自身にも相談し，一番冷静に話ができる私から，奥様に電話をすることになりました。「医師が患者さんの人生にここまで踏み込んでいいものだろうか」とも思いましたが，「Sさんのために今の自分にできる精一杯のことをやろう」と，思い切って受話器をとったのでした。電話口の奥様は，非常に驚かれたようでした。「（主人が電話をしてきた）先日は，たまたま忙しくて電話を切っただけなんです。娘には私から話してみます」と言ってもらえ，そしてなんと翌日には娘さんを連れて面会に来られたのです。Sさんは涙を流して喜ばれました。その日の夕方訪室した私には，「**今までの人生で一番幸せだよ**」と晴ればれとした笑顔でした。それからの2日間というのは，疼痛や苦痛の訴えはなく，娘さん，奥さん，妹さんと実に穏やかな時間を過ごされたのでした。直前までしっかりと「ありがとう」，「ありがとう」を何度も言われ，まさに微笑みながらの旅立ちでした。

　後日妹さんが挨拶に来られました。「それにしても，どうやったらあんなふうに静かに息を引き取ることができるんでしょうか」と聞かれました。

　それは「**その方のそれまでの人生と，それを見守る家族の存在で決まる**んじゃないでしょうか」と心の中でつぶやいたのでした。

（塚本昌代　　内科研修医4年目　2005年4月）

㉙ 熱帯熱マラリア
〜「他で……は否定的」と言われても〜

　研修医1年目の初めのころです。

　日曜日のその日は当直でした。6日前から続く発熱ということで30代の男性が受診されました。話を聞くと，マレーシアからの帰国後で，すでに何件もの病院を受診し，マラリアの血液塗抹検査を含め各種の血液検査を受けたということでした。「マラリア原虫は見つからない」，「炎症反応が上がっている」ということで抗生剤の点滴を受けたり，「ウイルス感染症だろうから様子をみるように」と言われたり，ということでした。

　当院の検査でも，CRP 18.7 mg/dl と上昇，WBC 3,000/μl，PLT 3.8万/μl と低下，AST 78 IU/l，ALT 82 IU/l，T-bil 1.7 mg/dl と肝障害もありました。しかし，熱源ははっきりしませんでした。海外渡航歴もあるので「やはりマラリア？」と思いましたが，他院で否定されていますから，「一体何だろう」と悩みました。ともかくも全身状態が悪かったので入院していただきました。

　入院後も40℃を超える発熱が続きました。その日は休日でもあり，そのまま経過をみていましたが，翌日にはCRP 22.0 mg/dl とさらに上昇，Crも1.8 mg/dl と悪化。PLTもさらに低下，PT，APTTも延長し，DICの基準を満たすようになりました。本人は，昨日にも増してぐったりし

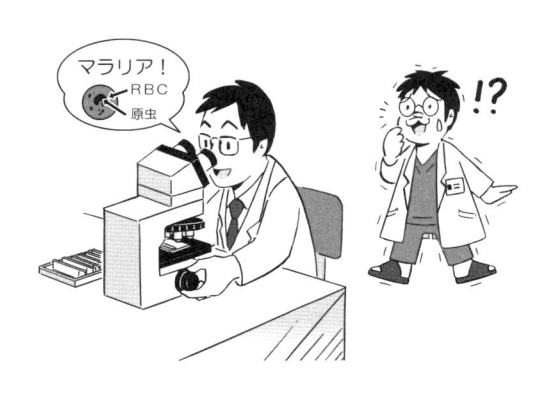

ています。正直，あせりました。大慌てでいろいろな専門科の先生に相談し，検査を追加し，病院中を走り回っていました。

そんなときです。血液検査室から一本の電話が入りました。「〇〇さんの血液塗抹標本ですが，マラリア原虫が見えますよ」。「ええ――，そうですか?!」。こちらの驚きとは対照的に実にあっさりした報告でした。こうして，いともあっけなく診断はついてしまいました。熱帯熱マラリアだったのです。すぐに集中的な治療が始まり，何とか事なきを得ることができました。

約1週間が経過した熱帯熱マラリアで，DIC，多臓器不全を合併した生命の危機的な状況でした。「マラリアは他院で否定されているから違うだろう」と思い込んでいましたから，「マラリア原虫が見えますよ」と言われたときには，自分の耳を疑いました。でも検査室の技師さんや上の先生に聞くと，マラリア原虫は慣れていないと見逃すことも少なくないということでした。

もう一度，本人に聞きなおしてみると，他のワクチンやマラリアの予防薬も何も使わず，ジャングルの中で現地住民と同じ生活をしていたということでした。病歴をよく検討すれば，何よりもマラリアを疑うべきだったのです。

あれから約3年。その間，「他の病院で……と言われた」という触れ込みがまったく違っていたという経験を何度もしました。**「他で……は否定的」と言われても，自分なりに再評価すること，必要なら再検査すること。**

あの熱帯熱マラリア。いつまでも記憶に残る経験になりました。

（山本博之　内科研修医4年目　2005年7月）

㉚「便が出ないんです」
～便通の管理はとても重要～

　研修医としての生活が始まったばかりの4月のことでした。

　Mさんという60代後半の男性が，肝細胞癌に対するラジオ波焼灼療法のために入院となりました。私にとっては，入院時から担当する初めての患者さんでした。また当時，ラジオ波焼灼療法は当院でも始まったばかりでした。

　非常に緊張していました。どんな些細な訴えも見逃さないようにと，はりきって臨みました。焼灼療法後1日目の朝のことです。経過表で熱がないことや鎮痛薬を使用していないことを確認して病室に伺いました。しかし，そこで待っていたのは，Mさんの思いがけない言葉でした。

　それは，「便が出ないんです」という言葉でした。「経過表には排便回数は1回と書いてあったはずなのに?!」と思いました。そこで，「量が少なかったのですか？」と尋ねました。Mさんは，10 cmくらいの形を手で作って「これくらいのが3本出ました」と。「それで十分でないでしょうか」という言葉はぐっとこらえて，「出きらない感じがするのですか？」と質問を変えてみました。すると，「いつもは1日3回くらい出るのに，1回しか出ないのは少ないんです」という返事。さらにお話を伺うと，「実は脳に動脈瘤が見つかったんです。かかりつけの脳外科医からは『排便時にはいきまないように』と言われているんです。毎日そればかりが気がかりで…」というお話でした。

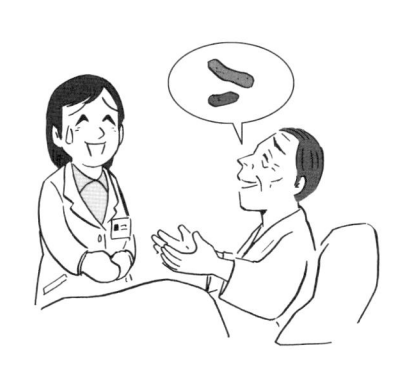

それからの M さんの入院生活は，毎日が緩下剤調節の日々でした。朝も夕も M さんの言われることは，排便に関することのみ。1 週間の入院でしたが，とうとう最後まで M さんから肝臓に関する言葉は一言も発せられませんでした。退院されるときも，「便通はいいよ」と満足気に言われただけでした。

　一緒に担当していた上級医には「変わった人だったね」と言われましたが，私はその後の臨床研修にとって非常に重要なことを学んだように思います。とにかく，「経過表を見るときはバイタルサインだけでなく排便回数と食事摂取量も必ずチェックする」という習慣がつきました。それは M さんのおかげです。

　便秘は QOL を低下させます。入院中は活動度が低下するため，便秘になることはよくあります。バイタルサインの上では調子よさそうでも，特に女性では便秘のことを言い出せず，おなかが張って苦しんでおられることは少なくありません。バイタルサインに変化が出る前に，排便状況や食事摂取量に変化の兆しが出ることもあります。

　便通というのは軽視されがちです。でもそれが実はとても重要なことだと，私は研修の初めに教えられたのでした。M さんにはとても感謝しています。

（岡島由佳　　元内科研修医・聖路加国際病院放射線科 4 年目
2005 年 6 月）

31

患者プロフィール
～丁寧なインタビューが大切～

　外来研修が始まって間もないころのことです。

　61歳のドイツ人男性が，9カ月ほど前から乾性咳嗽が続くということで，外来に受診されました．体格は肥満体型で，髪は乱れ，日常生活にとても疲れているといった印象でした．気管支喘息の仮定診断を脳裏に浮かべながら，発症の契機や特徴についてインタビューを開始しました．しかし，既往歴，生活環境，職場環境（"頭を使う仕事"と表現されていました）に，これといって特別な病歴はありません．

　途中，"Well, actually, I checked my whole body last year at this Hospital"とのこと．急遽データを取り寄せ，人間ドックの結果を見ると，上部消化管内視鏡の欄には"食道裂孔ヘルニア，逆流性食道炎"の文字がありました．「これが原因の慢性咳嗽ではないか」と推測し，肺炎などの合併疾患を除外すべく，血液検査，胸部X線を施行しました．そして，"White blood cell means……"といった具合に，懇切丁寧に説明をしているときでした．"I don't know much about gastroenterology!"と，"gastroenterology"というmedical termが，突如飛び出したのです．恐る恐る職業を聞きなおしました．"I'm a neuro-scientist!"と言いつつ，ネームカードを提示されました．そこにはなんと，"M. D. PhD."と記載されていました．焦りながらも話を続けると，ある研究所の主任研究員をされているとのこと．

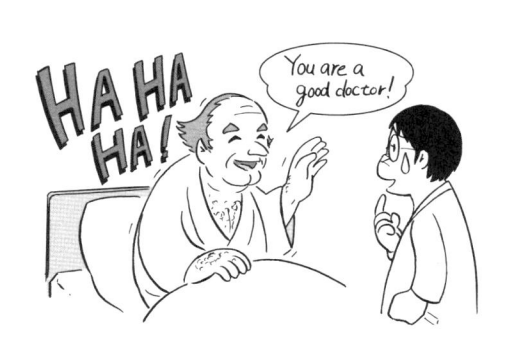

驚きを隠せないまま，鑑別診断，検査結果，今後の治療予定を含めてなんとか説明し，診察はやっと終了しました。すると，"You are a good doctor！ Thanks. Doc！"と笑顔が返ってきました。妙な安堵感に見舞われながら，「自分よりはるかに先輩の医師にこんな対応でよかったのだろうか」と，しばらく顔のほてりが取れませんでした。

　「患者が診察室に入ってくるその姿からさまざまな事象を汲み取って，診療に生かすことが重要」とはいつも考えていたのですが，でも*何よりも丁寧なインタビューが大切です*ね。この例のように，患者のプロフィールをきちんと捉えていないと，とんだ赤恥をかくことになりますから。

（小野　宏　　内科研修医 4 年目　2004 年 11 月）

32

臨死期に医師がすべきこと
～最期のときを患者家族に
どう過ごしてもらうか～

多忙で走り回っていた研修医1年目のことでした。

血液内科病棟で悪性線維性組織球腫の72歳女性を担当していました。小柄ながら気丈な性格で，多少の苦痛があっても常に笑顔を絶やされない方でした。これまで子どもたちを当院で出産し，病院に併設されている教会の鐘の音をこよなく愛されていました。

担当してしばらくしてからのことです。化学療法に抵抗性の腹腔内腫瘍が急激に増大して大腸壁を破り，内容物が腹腔内に漏出して腹膜炎を併発しました。顔は苦痛にゆがみ，うなり声を出されるほどでした。緊急の家族会議がもたれ，年齢と疾患の進行度を考慮して，手術はしないで対症療法で経過観察をすることになりました。しかし，各種の鎮痛剤の効果は乏しく，時間の経過とともに苦痛はさらに増大しました。

2回目の家族会議の結果，腹腔内ドレナージだけは行おうということになりました。それによって数日間は安定した状態となり，付きっきりの家族との濃厚な時間が流れました。スタッフの訪室に対しても笑顔で応えておられました。しかし，その後は徐々に血圧は下がり，意識も混濁するようになりました。スタッフと家族との話し合いを繰り返す中で，この状態では危険かもしれないと思いながら，大好きな教会の鐘の

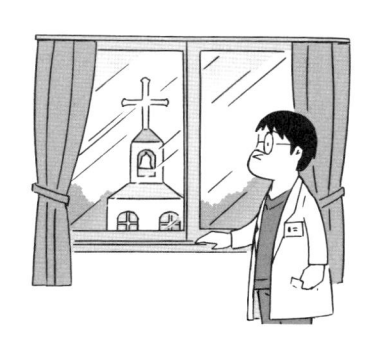

音が聞こえる部屋へと大移動したのでした。そして3日後，鐘の音が病室に響く中で家族みんなに見守られながら，静かに，そして安らかに息を引き取られました。

あれからもう数年が経ちますが，今でも家族と思い出話をすることがあります。

最期のときを患者や家族にどう過ごしてもらうか。それが医療者にとってどんなに重大な課題であるか，おわかりでしょうか。医学部を卒業して間もないころは，自分のことを振り返るのも困難なほど多忙な時期です。そんなときに，そのようなことを，時間をかけて考えるのは確かに難しいと思います。しかし，臨死期に医師がすべきことは，呼吸停止や心停止を確認してただ死亡宣告すればよい，ということでは決してありません。

患者と家族が歩まれてきた道のり，社会とのつながりを考えると，死亡宣告に至るまでの仕事がいかに重大か。医師から見れば多くの患者の中の一人かもしれませんが，患者は唯一無二の存在で，家族にはこの上ない大切な人なのです。そして，患者や家族から見れば，研修医でも年配のベテラン医師でも，「一人の医師」であることに違いはありません。医学部を卒業して病院に就職することは，学生としての終点かもしれませんが，医師としては出発点なのです。それは，人間としての成長を要求される世界への出発点でもあります。

忙しい研修中であっても，夜寝る前に少しだけでもこのことについて考えていただけたらと思います。

（小野　宏　　内科研修医4年目　2004年11月）

33 遺族との1年後の再会
~鐘の音は母の死を実感させる~

　前の話で紹介した患者さんが亡くなられてから1年後のことでした。娘さんが病院まで私を訪ねてこられました。

　患者さんが入院されていたころ，患者さんの大好きな"聖路加病院のチャペル"についてよくお話をしました。病状の悪さからベッドから離れられずにいたのですが，「元気になったら，チャペルに行きましょう」と約束していたのでした。

　それまでのつなぎということでもないのですが，たまたま病院の地下の売店でチャペルの写真が入った葉書を見つけ，それを患者さんが寝ている間に枕元にそっと置いておいたのでした。翌日，病室に行くとすでに葉書はきれいに飾られ，患者さんは喜色満面でした。どうしてこれがここにあるのかという疑問を私に投げかけることもなく。

　その後，腹膜炎は進行して病状は一層深刻になり，言葉を発するのも困難な中で，枕元の葉書を見ながらこう言われたのでした。「これ，先生でしょ。知ってましたよ！　ありがとう」。重篤な状態とは思えないほどいい笑顔でした。

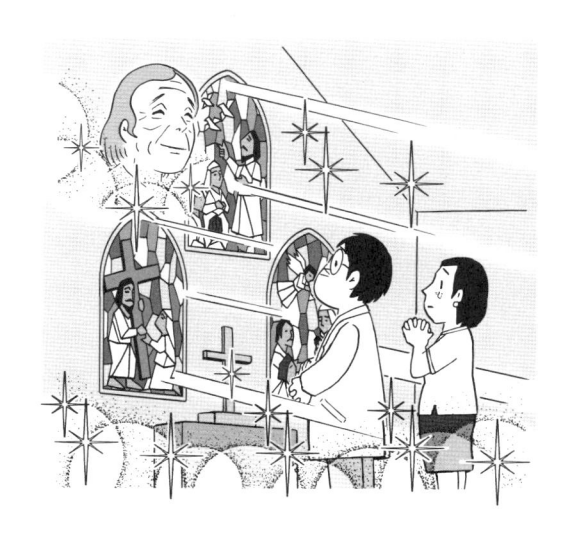

天に召されたあの日，棺の中に葉書はありました。結局，約束は果たせませんでしたが，鐘の音の中で永眠された患者さんはとても安らかに見えました。

　1階の総合案内から電話を受けて駆けつけると，娘さんが立っておられました。話によると，青年海外協力隊で東南アジアに行かれるとか。「母はまだ生きているように思う。母の死を実感するこの病院にはなかなか来られなかった。どうしても先生に渡しておきたいものがある」とのことでした。どうしても渡しておきたいもの。それは患者さんが元気だったころに私に宛てて書かれた手紙でした。「もっと早く渡したかったが，病状の悪化のあわただしさの中で渡しそびれていた」と。

　「あの時の鐘の音は今でもよく覚えています。正直言って，**あの鐘の音は母の死を実感するようでとても怖いのです**」と告白されたのでした。母の死をまだしっかり認められず，青年海外協力隊の海外渡航も悩んでいるとのことでした。私は娘さんをチャペルまで案内することにしました。最初，躊躇されていましたが，やっとチャペルまで一緒に行きました。

　誰もいない静かなチャペルに入ると，昼の太陽がステンドグラスから神秘的な光をやさしく投げかけていました。「お母さんはこの病院の鐘の音をこよなく愛されていました。天に召されてもきっと，ここにいらっしゃると思いますよ。そして，ここから娘さんやご家族をしっかりと見守ってくださると思います」と話しかけました。今思えば，そうであってほしいという願望だったかもしれませんが，ほんとうにそんな実感があったのでした。

　娘さんは涙を流しながら何度もお礼を言われました。そして海外渡航の決心を固められたようでした。

　あれから連絡はありませんが，きっとお元気で海外の地でご活躍のことと思います。私の手元には患者さんからの手紙が残りました。何かに悩んでいるとき，その手紙はいつも笑顔で私の心を癒してくれます。

（小野　宏　　内科研修医4年目　2005年1月）

㉞
「私は実験台ではない」
〜点滴ひとつでも信頼関係構築に重要〜

　研修医1年目のときです。研修を始めて5カ月が経過し，研修医の基本である点滴のライン入れにも自信が持てるようになってきたころでした。化学療法目的で入院した肺癌の患者さんを受け持つことになりました。

　全身状態は不良で両側上下肢の血管は非常に細く，簡単には点滴はとれそうにありませんでした。そうは言ってもラインが入らなければ化学療法はできません。「幾度となく，ライン挿入の修羅場はくぐり抜けてきた！」とそのころは自負していましたので（今，思うと赤面の至りですが），患者さんを一通り診察した後，自信を持ってライン挿入を試みました。

　1度目は22G針。「うまく入った」と思ったのも束の間，すぐに血液が漏れ出てきました。失敗！「血管が細いので，今までも大変だったでしょう」などと話しながら，他の血管を探しました。2度目は24G針。普段はあまり使わない細い針ですが，これで確実に入れようと思ったのでした。しかし，またもや失敗！「こんなはずではないんだけどなぁ」，「仕方がない，もう一度他の血管を探し直すか」と思いながら，患者さんに説明をしようとしたそのときです。

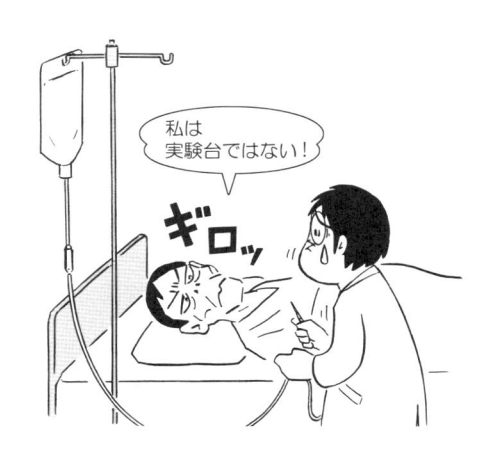

患者さんは物静かに言われました。「*私は実験台ではない*」。私はその言葉に驚き，一瞬立ちすくんでしまいました。そして，「他のできる人に代わってくれ」と言われてしまったのです。そのときの私は，患者さんの苦痛を考えるよりも，自分が点滴を入れられなかったことに対する悔しさでいっぱいでした。「もう一度だけ入れさせてもらえませんか」懇願するように言いました。しかし時すでに遅し。2回の失敗で，私は患者さんからの信頼を全面的に失っていました。「早く代わってくれ」最初は冷静であった患者さんも，怒りが込み上げてきたのか，口調が荒々しくなってきました。そこで仕方なく病棟長の先生にお願いしたのでした。病棟長の先生は，何の苦労もなさそうに点滴を入れてしまいました。「次からも点滴は君に頼むよ」病棟長の先生にそう言うなり，患者さんは布団にもぐり込んでしまったのでした。

　それ以降，患者さんは決して私に点滴を入れさせてはくれませんでした。このとき，私は自分の技術の未熟さを改めて感じると同時に，点滴ひとつが患者さんとの信頼関係を築くうえでいかに重要であるかということに初めて気づきました。どんな手技にも一定の確率で失敗は起こり得ると思います。しかし医療者が普段何気なく行っているちょっとした処置や手技でも，患者さんにとってはとても重大事なのです。信頼関係をうまく築けなければ，どんなに医学的に正しいことをしても患者さんの満足は得られず，結果としていい医療は提供できません。

　「私は実験台ではない」と言われたあの日以来，私は一層の注意を払って点滴を入れるようになったのでした。

（川口武彦　　内科研修医4年目　2004年11月）

35
苦い低ナトリウム血症
～人は誰でも失敗する～

　私が研修医1年目のときの話です。

　患者さんは80歳で食道癌の術後でした。既往に，肺気腫，心筋梗塞，心不全，慢性腎不全がありました。何度も誤嚥性肺炎を繰り返され，そのときも誤嚥性肺炎の治療のために入院されていました。当時私は，誤嚥性肺炎の治療は何度も経験しており，そのときも治療はうまくいって退院が見えてきたときでした。

　そんなある日，入院3週間でナトリウム値が143 mEq/l から 128 mEq/l まで低下しているのに気がつきました。退院の日取りが決まっていましたので，「これは至急で補正しなければいけない」と焦りました。そこで，3％食塩水によるナトリウム補正を数日かけて行うことにしました。ところが，その翌日には呼吸状態が急速に悪化して集中治療管理が必要となり，挿管され人工呼吸管理となってしまったのです。

　心不全でした。それも私の不注意による医原性の心不全といえます。入院当初は脱水のため，ラシックスの使用によりもたらされていた元々の低ナトリウム血症がマスクされていたのです。誤嚥性肺炎の治療がうまくいき，体内水分量が患者さんにとっての定常状態を回復し，血清ナトリウム値も元通りに低くなってきた。それに対して，体内総自由水を減らすことをせずに，ただ3％食塩水を負荷してしまったのです。そんなことをすれば，心機能が良くなかった患者さんが心不全を起こすのは当然です。

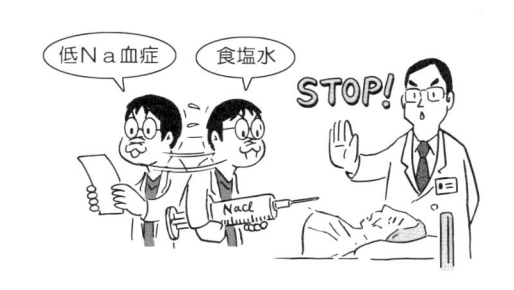

患者さんには，本当に申し訳ないことをしてしまいました。「**データを見て人を診ず**」この大きな失敗を経験しました。幸い，この患者さんは元気に退院されましたが，私の中には一生忘れられない「苦い低ナトリウム血症」として残ると思います。

　　　　　　　　　（**飛田拓哉　　内科研修医 4 年目　2004 年 11 月**）

36

「先生はもう社会人なんだから」
~まず社会人として常識ある医師が
良医への第一歩~

「ミーティングがあることはずっと前から掲示されていたでしょ。忙しいのもわかるし，あなたにはあなたの言い分もあると思う。でも先生はもう社会人なんだから，時間を守るっていうのは最低限のルールなの。これからはきちんとしなさい」。

いつもはジュニアレジデントを守ってくれるまじめで心優しい上級女医に，大事なミーティングに遅れた理由をたずねられ，そして叱られた。

それは，研修医として仕事を始めて3カ月が経ったころであった。「患者さんを診に行ってたんです。掲示は知りませんでした。誰も教えてくれなかったし，気づいて行ったらミーティングが終わってたんです」。私は，そんな言い訳をごにょごにょと言ってみたが，本当に自分が情けなくなった。

思えば，小，中，高，大の18年間の学校生活は自由気ままであった。それを終えたばかりの私にとってレジデント生活は日々強烈であった。学生時代は，部活で疲れたと思っては授業をサボり，今考えると失礼な話だが，授業に遅れたり代返を友達に頼んだりと，私はかなり時間にルーズになっていた。この日も私は掲示に気づいてから，「どうしても片づけなきゃ」と思った仕事を終わらせ，悪びれるふうもなく悠々とミーティ

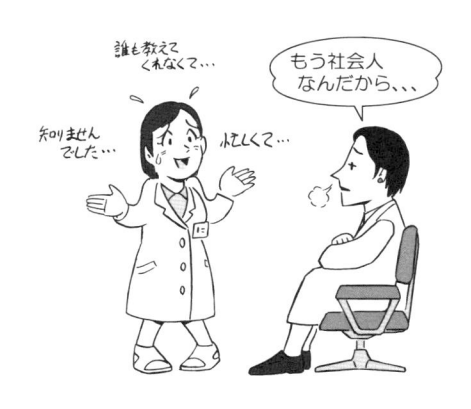

ングに登場したのであった。朝7時前に出勤して20人近い患者さんをラウンドし，要領も得ずただひたすら仕事を片づけ，家に帰るのはいつも午前様。そんな睡眠時間も満足に取れない状況で，正直，ミーティングに出る時間も惜しかった。学生気分も抜けていないから，いまいちその会の重要性もわからなかった。私には当たり前のような行動であったが，はたから見たら遅刻の確信犯であり，社会人としての信頼性に欠けていた。「まわりはどんなにあなたが大変かはわからないから，遅刻ひとつで医師としての信頼を失ってはつまらないわよ」。この上級女医はそう教えてくれた。

　現在，私は母校の呼吸器内科でシニアレジデントとして働いているが，こんなことがあった。ER当直のときに，1年目の研修医が来ない。1時間待っても2時間待っても，電話ひとつない。私は混雑するER外来を1人でこなした。2時間ほど経ってようやくその研修医が忙しそうに飛び込んできた。「勉強会があって，あと病棟ぜんぜん診れてなくってぇ。すいません」と言った。「わかる」。「わかります」。「研修医はほんとうに忙しいんです」。でも，私はいつか自分に言われたことを，研修医になって半年以上になるその彼に言った。彼は「そんなことは今まで言われたことはない」と答えた。「スタッフはたくさんいるから自分が遅刻してもなんともない」と思っていたようだった。でも，「これからは時間に間に合わない場合は，電話するか一度顔を出します」と素直に言ってくれた。

　研修医制度が変わって2年目。スーパーローテートの研修医には，以前ほど責任がかからない仕組みになって，いわば各科のお客さま的存在とみられることが多い。そのため上級医も研修医に口うるさいことは言わない傾向にある。特に社会常識的なことは各自の判断にゆだねられている。「*医療云々の前に，まず社会人として常識ある医師が良医への第一歩*」と自覚する研修医は少ない。

　聖路加研修医時代に叱られたことを挙げると枚挙にいとまがない。でも，あの日のことは，およそ怒りそうもない人をあそこまで怒らせ，それも小学生でもできるような常識であった。研修医時代，一番心に残るありがたい思い出である。

　　　　　　　（野尻さと子　　元内科研修医・現東京慈恵会医科大学
　　　　　　　　呼吸器内科レジデント5年目　2005年5月）

37

「お花が紫色に見えたのよ」
～さりげない訴えでも立ち止まって考えてみよう～

聖路加での研修も3年目となり，後輩を指導しながら病棟長として責務をこなしていたころの話である。

患者さんは50代の女性だった。見るからに快活な方で，2人の子どもがいて入院直前まで多忙な主婦業をこなされていた。入院は悪性リンパ腫の治療目的であり，CHOP＋Rituximabが繰り返され入院生活は2カ月を超えていた。抗癌剤の副作用による白血球減少のために行動が制限され，食欲も減退気味で，「気分が沈むんです」という発言も聞かれるようになった。軽症のうつと考え，患者さんとも相談のうえ，食欲増進効果も期待される抗うつ剤のスルピリドを開始した。これが奏効したのか，食欲は次第に改善し，また以前の元気さを取り戻されつつあった。

そんなある日，いつものように夕方の回診で病室を訪れたときのことである。その日の体調を聞いて簡単な診察をした後，ちょっとした雑談になった。「そうそう先生，今日お昼に6階の庭園で散歩していたら，一瞬だけお花が紫色に見えたのよ。こんなこと初めてだわ。どうしたんでしょうね…」。他愛のない世間話のような話であり，そのときは気にも止めなかった。ところが，翌日の回診のときにも，「今日もまたお花が一瞬紫色に見えたわ」と言われるのだった。

悪性リンパ腫の治療は順調であり，うつ状態も改善しており，特につらい症状もなかったので，「花が紫色に見えた」ということを患者さん自身はあまり気にされていなかった。しかし，私の中では2日間連続して

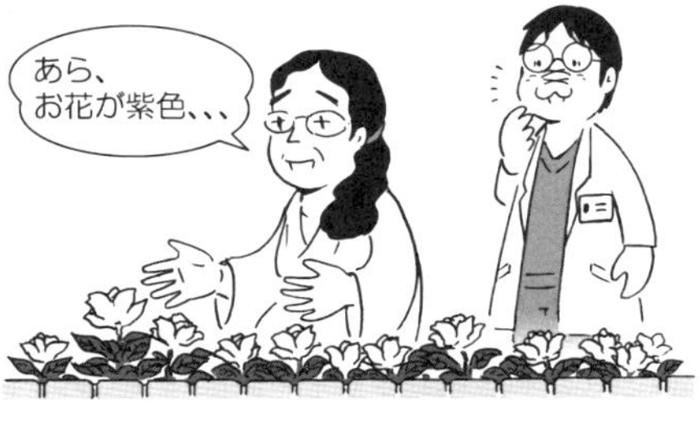

起こったこの症状が妙に気になった。自分の知識では，その症状をどう評価したらいいかわからなかった。「ちょっと大げさかな」と思いながら，「やはり，眼科に診てもらうべきだ」と意を決め，患者さんにその話をした。「先生がそんなに気にされるなら，（眼科で診てもらっても）いいですよ」ということになった。

　眼科の診察結果は，網膜剥離の初期ということだった。「花が紫色に見える」というのは，網膜剥離の症状だったのだ。幸い病変は小さなものであり，治療は進行を予防するためのレーザー照射だけで完了し，手術は不要になった。ちょっとした症状から重大な病気を発見できて，患者さんは大いに感謝され，一層の信頼を得ることができた。

　医学的な問診や診察の大切さは言うまでもないが，少し時間を使って患者さんと世間話をすることも大切である。軽い世間話によってはじめて患者さんの悩みや困っていることがわかることがある。今回のように，通常の問診では得られない重大な情報が得られることだってある。それにしても大事だと思ったことは，*患者さんの訴えがほんのさりげないものであっても，「気分的なものだろう」「幻覚だろう」と簡単に片づけないで，少し立ち止まって考えてみる姿勢*である。

　「お花が紫色に見えたのよ」。心に刻まれるエピソードになった。

　　　　（藤澤聡郎　　元内科研修医・横浜市立大学消化器内科 5 年目
　　　　　　　　　　　　　　　　　　　　　　　　2005 年 7 月）

38
原因不明のショック
～副腎転移による急性副腎不全～

　研修医3年目になり，乳腺外来のお手伝いをしていたころのことです。

　10数年前に乳癌の手術を受けて以来，ずっと外来でフォローされていた患者さんが，定期受診のときに腹部CTで尿管結石を指摘されました。左側腹部痛に対して，主治医から痛み止めを処方するよう命ぜられました。CTでは確かに尿管結石がありました。放射線科医によるレポートには，「副腎にも腫瘍があり転移も疑う」と記載されていました。

　そのときの私は何も考えず，言われたとおりに鎮痛薬を処方し，水分経口摂取を促して帰宅させました。その翌々日は土曜日で，私は救急当直に当たっていました。朝の9時に救急室に降りていくと，前日の当直医がある患者のことを話題にしています。「乳癌の患者さんで，1日前に外来で尿管結石と診断されて鎮痛薬を処方されたんだけど，帰宅後もよくならなくて，夜間救急を受診して……」そこまで聞いて，まさに自分が2日前に診た患者のことだと認識し，耳をそばだてました。「尿管結石の発作と思って，点滴をしてholdingしていたんだけど，しばらくして様子を見に行くと意識レベルが落ちて血圧70台のショック状態になっていた。あわてて血ガスを採ると著明な代謝性アシドーシス，低ナトリウム，低カリウム血症もある。原因不明のままICUに入室させたけど，そ

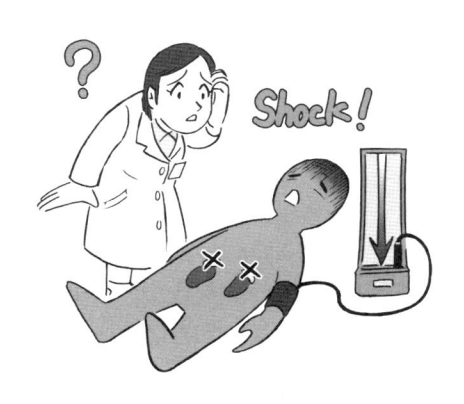

の後すぐに挿管されたらしい」。

　話を聞いてもそのときの私には，何が起きているのかさっぱりわかりませんでした。釈然としない気持ちのまま当直業務をこなし，CT検査室に救急の患者さんを搬送していると，向こうから，シャンデリアのようにたくさんの点滴をつなげたベッドがやってきました。何人ものレジデントが付き添っています。患者さんは挿管されバッグ換気をされていました。噂の患者さんでした。今回のショックの原因が判明せず，もともと左側腹部痛があったので，腹腔内病変を疑って腹部CTを再度撮影しに来たところでした。私も他のレジデントに加わって，ベッド移動を手伝い始めました。ちょうどそのときでした。初めは，振動のせいで心電図モニターの波形がただぶれているのだと思ったのですが，しばらくしてもまともな波形が出ません。チーフレジデントが，「脈が触れない！アレストだ！」と叫び，CT検査室の中で蘇生が始まりました。その後，何とか心拍は再開し，患者さんはICUへ帰室しました。

　後日，乳癌両側副腎転移による急性副腎不全と診断されたことを知りました。急激な変化を目の当たりにして，外来で患者さんを診たあのときに，CTで指摘されていた副腎転移の重要性を認識できなかったことを後悔しました。担癌患者でフォロー中に生じた新たな遠隔転移は，癌の進行を意味する重要な所見です。*副腎転移に関しては，癌の進行はもとより，副腎不全をきたしてあんなにも重篤な状態に陥る*ことを思い知らされたのでした。

　　　　　　　　　　（熊倉　香　　外科研修医5年目　2005年1月）

39

患者さんに癒されて
~研修医の役目の原点は~

　研修医1年目の4月というのは，まさに初心者運転の時期。医者として働くということはもとより，社会に出ることすら初めてのことで，医者として，社会人として，日々新しいことばかり。毎日が必死でした。

　私のローテーションは外科の研修から始まりました。仕事はきつく，朝6時から採血，6時45分から朝ラウンド，日中は手術や新規入院患者の処理に追われ，当時は電子チャートではなかったので，夜間は各病棟を次々に回って朝の3時近くまでチャーティング。そうこうしているうちに緊急手術に呼ばれて……。ベッドに横になって眠ることはほとんどありませんでした。

　がんばっているのに，仕事はわからないことだらけ。上級医からはあきれられ，看護師さんには叱られ，自分の非力さ，未熟さをいやというほど思い知らされていました。

　そのころの担当患者さんに，感染性腹部大動脈瘤が原因で敗血症を繰り返し，肝不全による黄疸をきたした方がおられました。かなり長期化して有効な治療の手立てもなくなりジリ貧の状態でした。黄疸による皮膚の搔痒感がひどく，病棟からよく呼ばれました。いろいろな処方が出ているのですがどれも効果に乏しく，私はレポートを受けても，ただただ，処方されていたかゆみ止めの液を患者さんの体に塗ってさすってあげることしかできませんでした。それでも少しはましなようで，「楽になった」とか「いい気持ちだ」と言ってくださいました。まるでこちらの労をねぎらってくれているかのように聞こえ，また，「この患者さんの

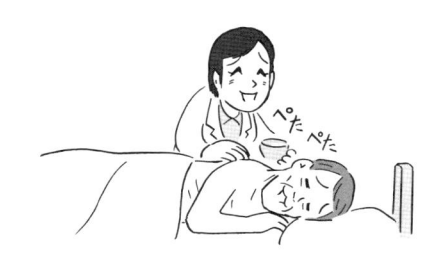

役に立てているのだ」という気持ちにもさせてくれて，仕事中唯一，癒される時間であったように思います。何もできなかった自分に，研修医として少しでも役に立てているという実感を与えてくれたのでした。

　現在私は研修医5年目となり，仕事や病棟にも慣れました。忙しいと病棟からのレポートに対してつい横柄な態度をとってしまうこともありますが，*研修医としての役目の原点は，患者さんに必要とされ役に立てることだ*と思います。忙しくて殺気立っているときほど原点に立ち返り，患者さんのもとに足を運ぶ労を惜しまず，研修医としての役目を果たしたいものだと思います。

　とは言っても，なかなかそうもいかないときも多いのですが……。

（熊倉　香　　外科研修医5年目　2005年1月）

㊵ 「先生も上手になってきたね」
~研修医1年目と3年目~

　研修医1年生の最初に担当した77歳の患者さんでした。DICを合併した急性膵炎で，入院時は意識が朦朧としてICUの適応も検討されるほど重症の方でした。私の医師人生スタートの2カ月間で，最も密に接した方でした。

　研修医1年生，2年生は，病棟長と呼ばれる3年生の指導の下に診療を行いますが，このときの病棟長は「何でもできる」(と私には思えた)先生でした。患者の全身管理，アテンディングDrとのディスカッション，患者・家族への説明，どれも実にてきぱきとしていました。

　その病棟長の指導の下，早朝から深夜まで患者さんにぴったりと付いていました。診察をする，コミュニケーションをはかる，診断を考える，静脈採血・ルート確保・動脈採血など各種の穿刺手技，どれもこれも初めての経験でした。毎日毎日がどうすればスムーズに手技ができるか，いかに治療すればいいのか，無我夢中で患者さんに向き合い，病状の変化を細かく観察したのでした。

　幸いに病状が徐々に改善して退院も近くなった梅雨のころでした。おしゃべりをしながら診察し，ルート確保を終えたときでした。患者さんがポツリと言われました。「先生も(この2カ月の間に)上手になってきたね」。私ははっとしました。そのとき初めて，私が患者さんを観察する以上に患者さんが私を観察していたのだということに気がつきました。そして，私の緊張がいかに患者さんを緊張させていたのか，患者さ

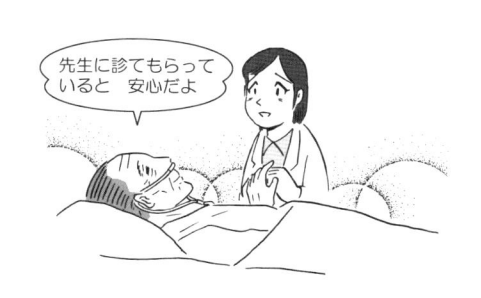

んは新米医師の成長を実に冷静に見守っておられたんだということを知らされたのでした。

　それから2年の時が流れ，初めて病棟長をすることになりました。そのときに担当したのが，食道癌末期で膿胸を合併した70代の患者さんでした。全身消耗が著しく意識状態も悪く，発熱，呼吸困難がありました。酸素，輸液，抗生剤を投与し，胸腔ドレーンも挿入しました。さまざまな症状を緩和するために栄養・水分を確保し，呼吸困難改善のためにさまざまな手技を行いました。ドレナージと交通しない膿性胸水に対しては，胸腔穿刺を繰り返しました。

　入院時はその日も持ちこたえられないと思うほど重篤でしたが，治療が効を奏してか，全身状態は徐々に好転しました。低容量の酸素のみで，意識も清明となり疼痛もコントロールされました。奥様や息子さんとゆったりした時間を過ごされ，今後のこともお話しできるようになりました。入院時の重篤な状態からは信じられないほど穏やかな表情になられたのでした。

　良くなったといっても，疾患は末期癌で膿胸併発ですから，予後は絶対的に不良でした。手技をするにしても一時的な効果しかなく，どこまで行うのか，心苦しい思いをしていました。そんなときに患者さんから言われました。「先生に治療してもらっていることが安心だからこのまま続けてほしい」と。私の心に染み入るようなひと言でした。

　2年前のあの患者さんを診ていたときの自分を思い出しました。そして，当時の自分と病棟長になった今の自分とを比較して感じたのでした。**緊張の連続であることに変わりはないけれど，病棟長を任されるだけの経験を積んできた**のだと。こういった思いを1年生に是非伝えていきたいと思ったのでした。

　　　　　　　　　（青地聖子　　元内科研修医皮膚科5年目　2005年1月）

㊶ 緩和ケア病棟の研修
～病気ではなく，最期までその人を診ていく～

　研修3年目に緩和ケア病棟(PCU)を担当しました。当時の聖路加の研修制度では，2年間でスーパーローテートを終了し，3年目では病棟長をするか，内科の中の専門科とPCUをローテートしていました。

　それまでの研修では一分一秒を争って，早期発見，早期治療を目指していたのですが，PCUではまったく考え方が異なっていました。検査は必要最低限で，治療もできる限り経口薬を使うなど，効果如何よりも患者さんの負担にならないことが第一でした。患者さんの希望なら煙草を吸うことも，お酒を飲むことも，ペットと一緒に暮らすことさえ可能でした。そして，最期のときを迎えるときは，一般病棟のようにモニターをつけて心停止を確認するのではなく，家族に付き添ってもらい，ご家族に「今，息を引き取りました」と知らせてもらう，というとても自然な形をとっていました。

　PCUに移ったばかりのころは，医師である自分が何もせずにただ見守っているだけのような気がして正直，暗い気持ちになりました。しかし，多発性の肝転移を伴った末期の胃癌の患者さんを担当して，気持ちが変わりました。

　その方は，「やっとここに入院できた。本当に安心しました」と言われたのです。胃癌の手術と肝転移に対して化学療法を行った後，それでも

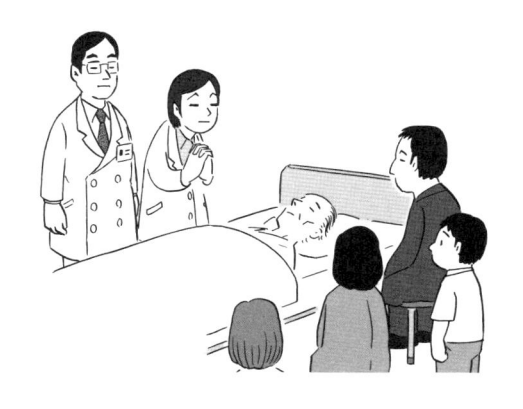

癌の進行が抑えきれず黄疸がひどくなり，腹部の痛みも強くなって，PCU に入院されたのでした。恐らくそれまでの治療でかなり辛いこともあったのでしょうが，「安心しました」という言葉と安堵の表情に，やるべきことをやり終えたときの清々しささえ覚えたのでした。入院後はほとんど検査もせず，患者さんの訴える症状に応じて薬を投与し，輸液もしないで，最期まで好きなものを食べていただきました。そして，数週間後，安らかに息を引き取られたのでした。

　癌の末期で死期の近い患者さんに，どんな最期を迎えさせてあげるかを一緒に考え，患者さんの望む「最期の時」を手助けするのも医師の仕事ではないか。このことを PCU で学んだのでした。それまでの研修では病気との闘いに勝ち抜くことが前提であったのに対し，PCU ではまったくそうではなかったのです。**病気ではなく，最期までその人を診ていく**ということだったのです。

　PCU の研修は，私の考えの幅を大きく広げてくれたのでした。

（宮下　弓　　元内科研修医・現東京慈恵会医科大学糖尿病・代謝・内分泌内科 5 年目　2005 年 3 月）

42 「ありがとうございました」
~必死の思いはどこかで伝わる~

　大学を卒業した春。私の研修医1年目は，外科のローテーションから始まりました。仕事は予想以上にきつく，慣れないこともあって仕事はいつまで経っても終わらない。ひどいときの睡眠時間は，なんと1~2時間。回診の間，立ったまま寝てしまうことさえありました。

　そんなほとんど医師とはいえないようなころに，手術目的で入院してきた大腸癌の患者さんを担当しました。しかし，肝転移が判明して手術適応がないということで，あえなく内科に転科になってしまったのです。

　2カ月の外科のローテーションの後は，内科のローテーション。そこで，偶然にも再びその患者さんを受け持つことになりました。しかし，内科に転科してからは，感染症を併発したり，癌による疼痛が悪化したりと，予断を許さない状態が続いていました。私はというと，医者になってまだ3~4カ月。日々変わる患者さんの病状を把握しきれず，まったく右往左往するばかりでした。「きっとご家族にとっても，こんな医者が担当だと，さぞや頼りなく不安だろうな」と，なかば自虐的になることさえありました。

　その後は，次第に肝の転移巣が増大し，肝不全のために亡くなられてしまいました。そして，出棺のときでした。ご家族から「入院したときからずっとお世話になり，ありがとうございました。先生に診てもらえて本当によかったと思います。ありがとうございました」と，繰り返し

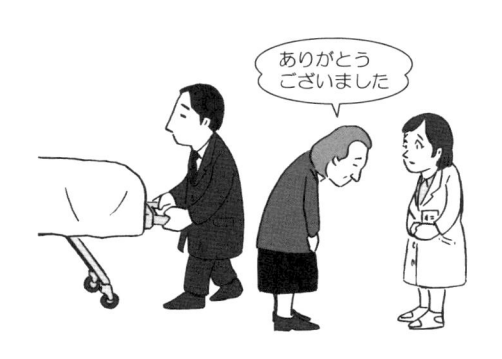

言われたのです。私には思いがけない言葉でした。「ありがとうございました」の言葉が心に沁み込んできて、それまでのつらさが一気に吹っ飛んだかのようでした。

　今にして思えば、何をしていいかわからないがゆえに、頻繁に患者さんのところに行っては、話を聞いて診察をしたのでした。「なんとかしなければ」という必死の思いが、どこかで伝わったのでしょうか。

　どんな職種でも社会に出て仕事を始めるときには、大変なストレスがかかります。楽しいことやうれしいことよりも、嫌なことや責められることのほうが多いのだと思います。医師になって5年経っても、まだまだわからないことがたくさんあります。自分に自信がなくなることもしばしばです。苦情を言われることもままあります。しかし今でも支えになっているのはあのときの言葉です。

　*患者さんや家族に「ありがとう」と言われることほど、医師としてうれしいことはない*と思うのです。

（宮下　弓　　元内科研修医・現東京慈恵会医科大学糖尿病・代謝・内分泌内科5年目　2005年3月）

43

「謝るときは言い訳するな」
～誠意を持って謝ることの重要性～

「***謝るときには言い訳はするな。とにかく謝れ***」。これは，私が大学に合格したときに通っていた英会話の学校の塾長からいただいたはなむけの言葉です。そのときは，大した実感もなく耳を通り過ぎていきましたが，なんとなく心に残る言葉でした。

この言葉を思い出したのは，医師になってからです。研修医１年目の私は，日々の業務に疲れ果て，患者さんへの思いやりも忘れかけていました。

ある日，自分自身が風邪をひいてフラフラの状況で，患者さんの点滴の針の刺し替えを行っていました。内科の患者さんは，高齢の方や化学療法を行っている方が多いことから血管確保は困難なことが多いのですが，その日も外してしまいました。１度ならず２度以上も失敗し，つい「血管が細いものですから」「風邪をひいているもので」などなど，今から考えると本当に申し訳ないような言い訳をしてしまったのです。それでも，その患者さんは，黙って私の処置を見守ってくださったのでした。それで安心していた私は，後日，看護師さんから「自分の失敗を，患者さんの血管や自分の風邪のせいにするなどとんでもない！」と，お叱りの言葉を受けることになりました。

まったくその通りでした。何年も前の言葉を思い出したのは，まさに

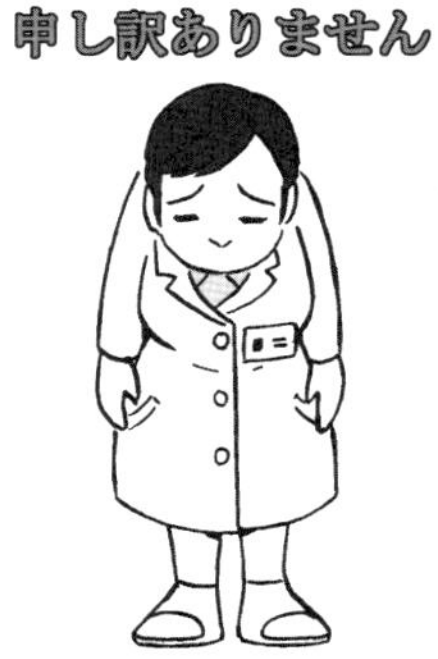

そのときでした。「謝るときには言い訳はするな。とにかく謝れ」。誠意を持って対応すれば，言い訳なんてできないはずです。失敗は失敗なのですから，とにかく謝ることしかできないのです。それなのに，私は恥ずかしいことに，それまでもしばしば言い訳をしていたのでした。

そして2年後，研修医3年目として1年目を教育するようになったときに，再度その言葉を思い出すことになりました。ある日，後輩の一人がある先生に非常に失礼な行動をとってしまいました。一緒に病棟をみている先輩として，私も一緒に謝りに行くことにしました。その後輩とともに相手の先生のところに出向いて，とにかく平謝りしたのでした。

その日の夕方，その先生から電話を受けました。「あの1年目の先生はいつも言い訳をするからあまり良い印象を持っていなかったけれど，上の先生が一緒に来てくれてとにかく謝ってくれたから，許すことができました」。それを聞いて，後輩の行動は一緒に働いている自分が責任を持たなくてはいけないと感じると同時に，言い訳せずに誠意を持って謝ることの重要性を痛感したのでした。

医者としてというより社会人として覚えておきたい。「謝るときには言い訳はするな。とにかく謝れ」。疲れているときほど，忘れないようにしたいと思います。

（**外岡暁子　　元内科研修医・現札幌医科大学第一病理5年目
2005年3月**）

㊹
「先生が来てくれないから寂しいよ」
〜毎日顔を出して話をすることの大切さ〜

　医師として1人でできることなど皆無に等しかった研修医1年目のときです。

　80代の女性患者さんの担当となりました。特に基礎疾患もなかったところに進行癌が見つかり，手術もできないことから放射線療法だけを行うことになりました。1週間ほどで退院されましたが，体調を崩してすぐに再入院となり，また私の担当になりました。

　2度目になると親しみがわくものです。自分の祖母と同年輩であり，彼女としても同じ気持ちだったのでしょうか，私には孫に対するような優しさで接してくださるようになりました。治療が放射線療法と点滴だけであり，初診での入院のために主治医の先生との付き合いも浅く，本当の主治医の先生よりも，何もできなくても頻回に顔を見せる私のほうに親近感を持ってくださったのです。

　血管確保に失敗しても，「謝ることはないよ。先生はいつも上手なんだから，次は入るよ」と励ましてくださいました。たまたま病室に行く回数が減ると，廊下を歩きながら私を見つけ，「今日は先生が全然来てくれないから寂しいよ」とおっしゃってくださいました。研修医のころは体力的にも精神的にもとてもハードな毎日で，時には医師という仕事を投げ出したくもなりますが，こんなことを言われたときには，くじけそうな気持ちをはねのけて頑張ろうと思ったのでした。

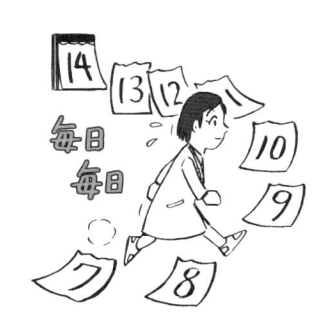

その患者さんは再び退院されましたが、いよいよ病状が悪化し、3度目の入院となりました。なんと3度目も私が担当することになりました。

聖路加は全室個室ということから差額部屋が多く、無差額部屋への移動は希望者の中で入院した順に行われていました。その当時、無差額部屋に移る際に、病棟も担当の研修医も変わることがよくありました。彼女も無差額部屋への移動を希望されていたのでした。ところが、ある日、主治医の先生から思いがけないことを言われました。「あの患者さんは無差額部屋に移らないそうだよ。先生にずっと担当してもらいたいからだって。しっかり診てあげてね」。そうして、亡くなられる最期まで私が担当することになったのでした。

私は、本当に何もできませんでした。病気を治すこともできなければ、点滴の針すら一度で入れられなかったのです。そんな私に「先生に診てほしい」とおっしゃってくださる人がいる。このことがその後の私の研修生活をどれほど支えてくれたことか。

患者さんにとって、毎日顔を出して話をしてくれる人の存在がどんなに大きいものなのか。これからも忘れないようにしたいと思います。

（外岡暁子　元内科研修医・現札幌医科大学第一病理5年目
2005年3月）

㊺ 若い男性の下腹部痛
〜女性と男性の躊躇が大事に至る〜

　休日・夜間の救急外来は，2年目以上の医師が3人体制で担当していました。私はそのとき2年目になって数カ月が経って，上の先生のチェックがない状況で救急外来を担当することにようやく慣れてきたころでした。

　ある休日の昼間の救急外来でした。10代の若い男性が下腹部痛を訴えて来院されました。熱や下痢，便秘はなく，症状は下腹部痛だけでした。腹部は柔らかく，腹膜炎を疑うような所見はありません。腹部単純X線写真でも特に異常はありませんでした。便秘やガス充満による痛みや，まだ若いのですが尿路結石の可能性も考え，点滴を主とした対症療法を行いました。しかし，まったく改善しません。一緒に救急外来を担当していた先輩たちにも相談しましたが，これといった解決策は見つかりませんでした。

　救急外来は，特に昼間の時間帯はたくさんの患者さんが来ることもあって，患者さんの病状を十分に検討する時間も取れないまま，交代の時間がやってくることがあります。その患者さんも来院されてから数時間が経ってしまい，申し訳ない思いのまま，夜間担当の先輩に引き継いだのでした。

　後日，その患者さんの診断名を聞いて驚きました。精巣捻転だったの

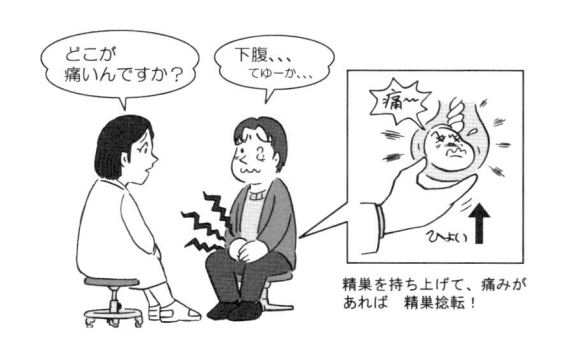

です．経験の浅かった私は，「下腹部の痛み」といえば，「下腹部」のことしか考えていませんでした．しかし，患者さんは若い男性で，私は（比較的）若い女性だったわけです．本当は下腹部だけでなく，精巣のあたりも痛かったに違いないのですが，私には言えなかったようなのです．私のあとに引継いだ先生が男性であったためでしょうか，その先生には精巣のあたりも痛いのだと訴えたそうです．

　患者さんは緊急手術になったそうです．泌尿器科の先生には，「精巣が原因とわかっても，精巣炎と精巣捻転の鑑別はしっかりしなくてはいけない」，「実際に精巣を手に持って持ち上げてみて，痛がるようなら精巣捻転と考えてすぐに専門家を呼ぶように」と教えられたのでした．

　私も女性という立場上，なかなか訊きにくい質問であり，若い男性にとっては若い女性に話しにくい内容であり，このような事態になってしまったのでした．しかし，精巣捻転は診断が遅れると不妊症をも招く重篤な病態です．下腹部痛の鑑別に，精巣の疾患を考えなかったのがまず問題ですが，仮に考えたとしてもそれについて質問をすることに躊躇があったことも問題でした．

女性だから，男性だからという躊躇によって大事に至ることがある．
救急外来での忘れられない経験です．

　　　　　　（外岡暁子　　元内科研修医・現札幌医科大学第一病理5年目
　　　　　　　　　　　　　　　　　　　　　　　　　　　　2005年3月）

46
カルテ記載
～優秀な医師のカルテをまねよう～

　研修医にとって，カルテを上手に書くことは難しい。

　まず，どのように記載すべきか，どのようなことを記載したらいいのか，よく分からない。もっとも，最近は医学部5年目，6年目に対して，カルテ記載の講義があったり，記載内容を添削してくれる先生もいるとのことであるが……。

　カルテ記載は，非常に重要な診療行為である。患者について，どのようなことを考えて診療しているのか，どのような疾患を鑑別して確定診断に至ったのか，なぜそのような治療を選択したのか。カルテは，患者のマネージメントの全容を示す記録である。カルテを見れば，医師としての技量が一目瞭然なのである。

　日々の経過記録は，SOAP に沿って記載することが基本である。周知のように，S は Subjective, O は Objective, A は Assessment, P は Plan である。一番重要なのが A の Assessment。もちろん，S をだらだらと長く書いたり，O に血液検査の結果をただ写すだけではいけない。S も O も，意味のある内容の記載が必要である。

　上手なカルテを書くための第一歩として，まず，優秀な医師が書いたカルテに注目してみよう。 Assessment はよく考えられ，適切にかつ明確に記載されている。病歴，身体所見，検査所見から考えられる病態生理がまとめられ，可能性の高い鑑別疾患が順に挙げられているはずだ。

　誰でも最初から完璧なカルテを書くことはできない。院内にはカルテ

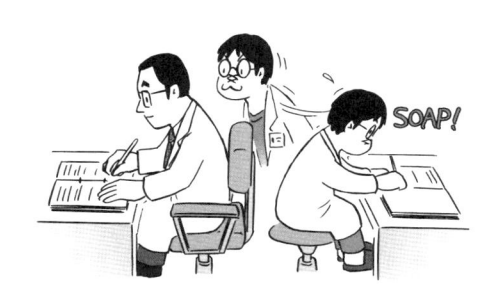

の記載の上手な医師が，必ず数名は存在する。まずはそのような医師のカルテを参考にして，それをまねることから始めよう。経験を積むに従ってカルテの内容も必ず向上する。

　患者の情報をどう判断し，それを診療にどう生かすか。患者のマネージメントの考え方を，カルテ記載を通して身に付けていこう。

　　　　（内山　伸　　内科呼吸器フェロー6年目　2004年11月）

47
ケースプレゼンテーション
～数多く，実践してみよう～

　ケースプレゼンテーションのスキルは非常に重要である。

　ケースプレゼンテーションといってもさまざまなものがある。同期の研修医同士で話しているときの「最近こんな患者が入院してね」という簡単なものから，アテンディングドクターに説明するときの詳しいものまである。研修医仲間に話すときには検査所見はほとんど不要であるが，アテンディングドクターへのプレゼンテーションとなれば，それではお粗末である。

　最初は，詳しいプレゼンテーションから学ぶようにしよう。プレゼンテーションの雛形は存在しないが，まず患者の年齢・性別，次に既往歴や治療歴。そして入院に至った経緯などを詳しく説明する。その際よくミスするのが，時間の表現をバラバラに言ってしまうことである。「〇月×日から症状が出現し，入院3日前から増悪してきた」。これでは聞いている者は混乱してしまう。月日を使うならすべて月日，入院〇日前からであれば，最後までその表現で。既往歴や治療歴については，糖尿病一つとっても，治療法は経口血糖降下薬なのかインスリンなのか，食事療法や運動療法はどうしているのか，HbA_{1C}などコントロールの指標はどうなのかなど，ポイントを押さえよう。

　上手なプレゼンテーションを習得するには，まず上級医のプレゼン

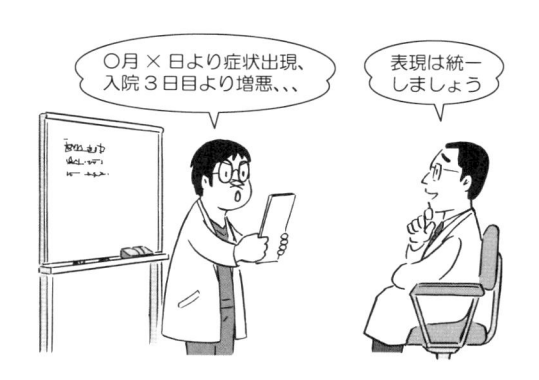

テーションに耳を傾けることである．そして，どのような内容に重点を置いて話しているのかに注目しよう．その後に上級医の前で何度もケースプレゼンテーションを行い，上級医に訂正してもらおう．慣れてくると，だんだんとスムーズにできるようになる．すべての情報を言わなくても，ポイントになる陽性・陰性所見を伝えることで，さりげなく鑑別疾患を除外できるようなプレゼンテーションも可能になる．**ケースプレゼンテーション上達に近道はない．とにかく数多く，プレゼンテーションしてみることである．**

　ではさっそく，問題となっている患者について相談すべく，上級医にプレゼンテーションしてみよう．意識してプレゼンテーションを繰り返せば，きっとまた新しい発見があるはずである．

（内山　伸　内科呼吸器フェロー6年目　2004年11月）

48

医師である前に社会人
~医師の実力と言葉遣いは関係ない?~

　研修医1年目のときは,「自分はチーム医療の一番下で患者を診ている」という感覚でいた。しかし実際は,「患者に最も近い位置でチーム医療に参加している」——そのことに気がついたのは,医師になって数年が経ってからであった。

　患者の治療方針を決定するのは確かに主治医であるが,患者の話を一番よく聞いているのは研修医である。雑用をしているようでいて患者のことを一番診ているのも研修医である。研修医は主治医以上に,患者の話を聞き,問題を見つけ,最善な治療法は何かを考えるべき重要な立場にいる。通常,1人の患者を2～3人のチームで診ているが,上級医が知らないような現病歴まで聴取し,身体診察を誰よりも念入りに行うことが大切である。

　研修医は患者さんに接する時間が一番長い。その分,患者さんとの接し方には十分な注意が必要である。医学部では医学教育を受けても,十分な社会教育は受けていない。そのためか,初対面の患者さんに,「どうしたの?」とか「お腹が痛いの?」と聞いている研修医がいる。言葉遣いがなっていない。それだけでなく,髪型や服装が乱れている研修医もいる。「医師の実力と言葉遣いは関係ない」と思っている研修医に限って,身だしなみが悪い。患者さんは医師の対応や服装を非常によく見てい

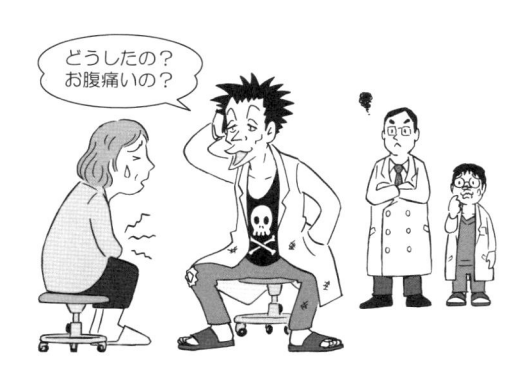

る。言葉遣いの乱暴な医師や不潔な医師に，誰が診てほしいと思うだろうか。

　研修医の採用試験の面接では，「患者さん中心の医療を行いたい」と訴える。しかし，悲しいかな，いったん医師になってしまうと多忙のせいか一番大切なことを忘れてしまう。*「医師である前にまず良き社会人」であることを肝に銘じよう。*

（内山　伸　　内科呼吸器フェロー 6 年目　2004 年 11 月）

49
「お前は患者を診る資格がない！」
～カルテ記載に手を抜くな～

　私が1，2年目の研修医のときは，いつも上級医に怒られていた。
　今となってみると，怒られたことが本当に良い教育をしてもらったと感謝できるようになった。オーダーが入力されていなかったり，カルテが十分記載されていないと，「お前は患者を診る資格がない！」と，よく怒られた。確かにその通りだと今になって思う。
　しかし，研修医のときはそう思わなかった。「研修医はとにかく時間がないのだ」と不満だった。担当患者は常に10人以上だったので，回診は1人5分としても，ゆうに1時間はかかる。朝8時からの上級医の回診に備えるためには，7時前には病棟に来ていなくてはならない。回診が終わると，一斉に点滴挿入などの処置が始まる。昼食の時間になっても，食べる時間がないこともしょっちゅうだ。ランチョン・カンファレンスでは実に勉強になる講義がされているのに，ついつい睡魔に負けてしまう。そして午後からはまた処置と回診が始まる。夜にはカルテ記載が待っている。深夜12時までに寮に帰れた記憶はほとんどない。こんな生活が続いたときは，知らず知らずのうちにコンピューター端末の前で寝てしまうのだった。
　疲れてカルテ記載に手を抜いたときに限って，上級医はしっかりと見ていた。どこの病院のカルテにもあるだろうが，カルテに特に記載する

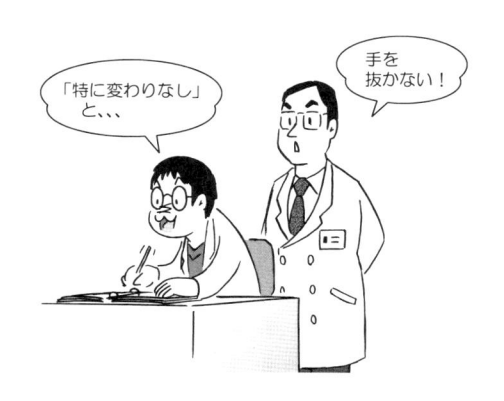

内容がなかったときに,「変化なし」「特に変わりなし」と記載したことがあった。これを見た上級医は激怒した。「**変わりなければ患者は入院している意味がない。何かの理由があって入院しているのだから，毎日良かったり悪かったりするはずだ。それを見ていないとは何事だ**」と。確かに，患者は病気があって入院しているわけで，毎日何かしら変化はあるはずである。

　その上級医に激怒されて以来，患者のちょっとした変化も見逃さないよう心がけるようになった。それにしても，最近は本気で怒ってくれる医師が少なくなった。ちょっと残念ですね。

　　　　　　（内山　伸　　内科呼吸器フェロー6年目　2004年11月）

50
「ずっと先生のことを応援していますよ」
～患者さんと真剣に誠実に向き合えているか？～

　その日は，3年間の研修を終えて病院を去る日だった。「Hさんが先生にお会いしたいそうです」と，ナースから連絡が入った。

　Hさんはびまん性汎細気管支炎(DPB)の50代女性で，感染のたびに呼吸不全が増悪しては入退院を繰り返していた。

　彼女の胸部レントゲン写真を初めて見たときは，「一体，どうなっているの?!」が正直な感想だった。医者らしくない表現をすれば，なにしろ"肺が真っ白"だったのだ。「これで日常生活を送っている？」と不思議な気がした。Hさんは在宅NPPV(非侵襲的陽圧換気)療法を受けておられ，数年前には子宮癌で手術もされていた。これだけ聞くと，Hさんはひどく重病人のようなイメージだが，なにしろ明るい方だった。ICUで挿管されて人工呼吸管理を受けたこともあったが，「ICUで奥のほうまで痰を引いてもらったら，びっくりするくらい楽になったの。また今度痰がたまったらICUに入りたいわ。なんてね」と，いつもこんな調子だった。

　喀痰が多いDPBでは，喀痰喀出が困難なためマスクによる機械換気は難しいといわれている。しかしHさんの場合，ご本人の努力で鼻マスクを非常に上手に使いこなされていた。そして，「精一杯生きたい」とい

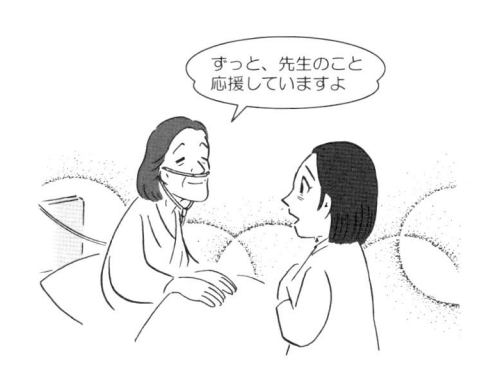

> ずっと、先生のこと応援していますよ

つも言っておられた。

「Hさんがお会いしたいそうです」という連絡を受けて，何を話そうかと思い悩んだ。ついつい遅くなってHさんの病室を訪れた。「こんなにもいろんな方のおかげで今まで生かしてもらって，そのことがうれしくてね，頑張ってきたの。でもこの3年間，着実に悪くなっていると感じるの。そろそろ限界かなってね……」，「ご挨拶できずに別れてしまうのは嫌だから，無理言って呼んでもらっちゃいました」。Hさんは笑いながら涙を流されていた。普段はあんなに明るいのに，このときばかりは厳しい現実を話された。私もそばでもらい泣きをした。そして，ただ一緒の時間を過ごすことしかできなかった。「患者はね，お医者さんに話を聞いてもらうだけでも安心なのよ。いつも真剣にお話聞いてくださってありがとう。ご飯しっかり食べて，頑張ってね。もう二度と会えないと思うけど，ずっと先生のことを応援していますよ。ありがとう」。

医療は人と人とのかかわり合いで成り立ち，ともに生かし生かされている。「*自分は患者さんと真剣に誠実に向き合えているか？*」。今は天国におられるHさんのことを思い出すたびに，そう考えるようにしている。

(**森美賀子　　元内科研修医・現東京大学アレルギー・リウマチ内科 6年目　2005年3月**)

51
Spiritual pain
~患者さんの訴える症状には，必ず意味がある~

　研修医1年目のときにIさんを担当した。Iさんは40代の女性で，多発性骨髄腫に対する化学療法のために入院されていた。日に日に進行する骨の痛みに苦しんでおられ，主治医，ペインコントロールナース，薬剤師さんと相談しながら，何度も投薬を変えては様子を観察するというトライアンドエラーを繰り返した。しかし，NSAIDs，MSコンチン®，抗うつ薬と，薬は増えていくにもかかわらず，Iさんが痛みの呪縛から解かれることはなかった。

　「10段階で言うと，今の痛みはどのくらいですか？」と私が毎日繰り返す質問に，ある日，Iさんは，「2」と答えた。「いつもより数字が小さい！痛みが減っているのか？」と思ったが，Iさんの表情は暗く眉間にはしわが寄っていた。そこで，「まだ2も残っているのですね。昨日までに比べるとましかもしれないけど，まだまだつらいんですね」と言った。「そうなのよ!! 6が2になったってね，まだ2も痛いのよ。それなのにね，みんな『2になってよかったですね』って。ひどいのよ」。そう言うIさんの顔には，眉間のしわは消えていた。私は，ハッとした。病室に行けばいつも「痛い」と言われ，あせっては本を読み，チームで相談しては投薬

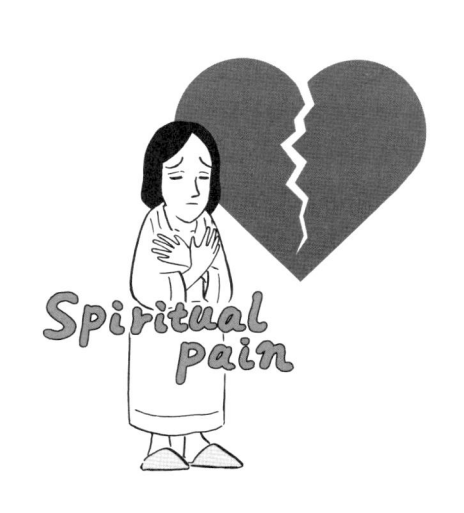

を増やす。それでも痛みから解放してあげられない……そんな焦燥感から，Ｉさんに会うことがつらいと思うようになっていた自分に気づいたのだった。「こういうときこそゆっくり話を聞かなければ……」と思い直した。

　痛みの評価は，チャートに数値を"2"と記入したら終わりではなく，「なぜ"2"なのか」と考えることに始まる。薬の量が十分であったなら，なおさらのこと。とにかく，「患者さんが『痛い』と言えば痛い」のである。「痛みの原因の評価に問題がないか」，「投薬内容は適切か」，「隠されたメッセージがないか」と考えなくてはならない。

　Ｉさんには，夫と小学生，中学生の 2 人の娘がいた。夫は病気のことを知ってはいたが，命にかかわる深刻な状態で，妻が病魔と必死に闘っていることは理解されていなかった。見舞いに来た夫は，Ｉさんにはいつも「頑張れ」と励ました。Ｉさんは，「頑張りがまだ足りないのか」と落ち込み，不安にさいなまれていたのだった。

　Ｉさんはこのとき初めて，「娘の将来が心配で仕方ない」と打ち明けてくれた。そして，「先生，デメルのチョコレート好き？　今は食べちゃダメでも，勤務が終わったら食べに来て」と，忘れられないような優しい顔をされたのだった。

　その後，夫は事の重大さに気づかれ，家族で共有する時間を増やされるようになった。それが効を奏したのだろう，1 週間で MS コンチン® は必要でなくなってしまった。驚くべき変化であった。Ｉさんの痛みは，Spiritual pain だったと思う。

　患者さんの訴える症状には，必ず意味がある。いつもそれを忘れずにいたい。

　　（森美賀子　　元内科研修医・現東京大学アレルギー・リウマチ内科
　　　　　　　　　6 年目　2005 年 3 月）

52

最期の時間
~死を前にした患者に医師ができること~

　聖路加で研修を始めて3カ月が経ったころであった。

　病棟長から「明日,大学病院から胃癌末期の患者が転院してくるので担当するように」と言われた。自分にとって人の死に立ち会うことは初めてであり,学生時代にも死についてはほとんど何も教わっていなかった。「どのように対応すればよいのだろうか」と,患者を診る前から不安になった。

　翌日,患者が転院してきた。60歳女性で胃癌。癌性腹膜炎による腹水,肝門部リンパ節転移による閉塞性黄疸,DICも合併していた。大学病院では「治療法がない」と言われ,2人の息子の希望で転院になったのだった。少し大きめの個室に入り,息子が交代で毎日泊まることになった。患者の意識状態は初めから悪かった。「つらいことはないですか?」と聞いても,時々ちょっとうなずかれる程度であった。

　確かに治療できることはほとんどなく,正直なところ,ただ死を待つだけという感じを受けた。自分にできることが分からず,病棟長にたず

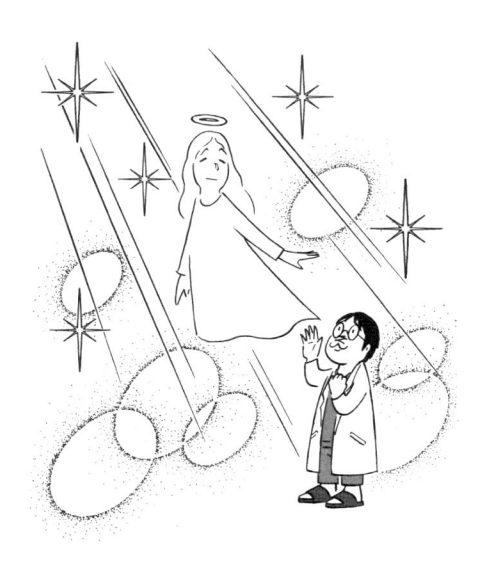

ねると「何もできなくていいんだよ．そばに座って，時間をかけて話を聴いたりすることが大切だよ」と教えてくれた．

「そんなものか」と思い，日中は時間を見つけてはベッドサイドに足を運び，夜中も仕事が落ち着いてから毎日病室を訪ねた．患者自身はほとんど意識がなく，もっぱら2人の息子といろいろ話をした．母との思い出，癌になってからの闘病生活，これから迎えるであろう母の死，それに対する不安・恐怖，患者からみた医療の問題点……，話は尽きることがなかった．

尿量が少なくなり，病棟長から「そろそろだね」と言われ，病院に泊まり込んで処置室のソファーで寝るようになった．

いよいよ血圧が測れなくなった．息子たちが交互に手を握りながら，「よくがんばったね」，「ありがとう」と呼びかける中，呼吸が停止し，心電図はフラットになった．瞳孔を確認し聴診を行った．「よく頑張られましたが，今静かに永遠の休みにつかれました」，「家族に見守られてよい最期を迎えられたのではないでしょうか」と，初めての死亡宣告をした．

出棺のときだった．息子から，「前の病院では『治療はできない』と避けられている感じでしたが，ここではよく病室に来てもらって話も聞いてもらえたので精神的に楽になりました．先生に担当してもらえて本当によかったです」と言われた．じっと我慢していた涙が自然と流れ落ちた．

死を前にして医学は無力なときもあるが，患者や残されていく家族の心をみることの大切さを教えてもらった．「*死を前にした患者に医師ができることは，最期の時間を少しでも安らかに迎えられるよう手伝うことではないか*」．

6年経った今でも，あのときのことは鮮明に思い出す．

（平澤俊明　元内科研修医・東葛辻仲病院内科7年目　2005年5月）

53

"ターボエンジンを搭載"していたころ
～「研修医は足で稼げ！」～

　70歳女性。呼吸困難，頻脈，失神。心電図を取ったところSⅠ，QⅢ，TⅢ。「肺塞栓だ！」。すぐに大病院へ転送。2時間後，「左肺主幹動脈に大きなエンボリがあって，カテーテルでやっとの思いで除去できました」と連絡あり。それを聞いてほっと安心。東北地方のある小さな病院の当直でのひとコマである。

　思えば7年前，聖路加で研修医としての生活を始めてようやく慣れてきたころ，同様の症状で緊急入院してきた45歳の女性がいた。呼吸困難，頻脈，下腿の把握痛。当時，診断を考えるのは上の先生の仕事。1年目の研修医の仕事は，プライマリーの担当医としてとにかく情報を集めること。「**首から下を動かせ，研修医は足で稼げ！**」。これは，研修医になって最初に病棟長にいただいた有難い（？），当時の私の座右の銘である。

　電極を付け間違えないようにだけ注意して心電図を取った後は，エコー室に電話して心エコーの予約。非常階段を駆け下りて，放射線科に緊急CTの予約の談判。そして結果が出たら，また階段を駆け下り，今度はフィルムを脇にかかえて猛ダッシュで駆け上る。とにかく結果を主治医の先生へ。エレベーターなど待っていられない。ベンケーシーに身

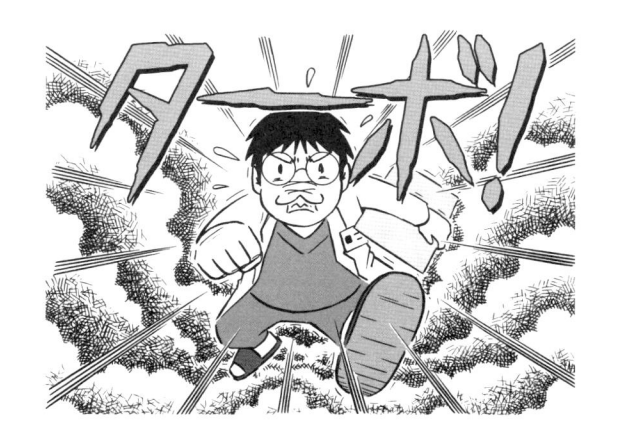

を包み，スポーツシューズをはいて階段を往復する姿はさながら「ターボエンジン搭載マシーン」。

　金曜の午後の遅い時間に入院してきた患者さんであったが，まだ確定診断がついていなかった。今日中に診断がつかなければ週末に入ってしまう。最後の頼みの綱は，肺換気・血流シンチ。ダッシュで地下の核医学検査室へ。業務終了間際に滑り込んだ。担当の技師さんは，放射線科ローテート中に一緒にテニスをしてもらった方だった。「先生か，いいよ，やるよ！」のひと言。どれほど救われたことか。結局，シンチでミスマッチがあり肺塞栓の診断が確定した。その日の夕方には抗凝固剤治療を開始することになった。

　聖路加での4年間の研修を終えて大学院に進学し，週末は田舎の病院で当直バイトをして過ごすことが多い。まったくの一人当直である。聖路加にいたときと違って，検査も十分にできない。しかも治療するとしたら全部自分でやらなければならない。使う薬だって限られている。いわばその晩のその地域の住民の健康が，全部自分の力量だけにかかっている。考えてみればものすごい緊張感である。しかしそれに押し潰されずに何とかやってこられているのは，他でもない，聖路加での体験があったからである。

　「呼吸困難，頻脈，失神」をみたときは，あの金曜の午後を思い出していた。忙しい心カテの合間をぬって一緒に心電図を読んでくださった循環器の先生の真剣な眼差し。必死の懇願に根負けした形で混んでいる枠に，心エコーの予約を入れてくれた検査室受付の「しょうがないねえ」と言いつつも笑っていた眼。そしてあのターボエンジンで往復した階段の末にたどり着いた放射線科技師さんの屈託のない笑顔。

　聖路加から離れた今でも，あの眼差し，笑眼，笑顔が自分を支えてくれている。

（風間逸郎　　元内科研修医・東北大学大学院医学系研究科創生応用医学研究センター遺伝子医療開発分野 8 年目　2005 年 4 月）

54

低ナトリウム血症の鑑別
~転んでもただでは起きない~

　低ナトリウム血症の患者は，入院，外来を問わず，意外とよく遭遇する。ワシントンマニュアルなどには診断のためのきれいなアルゴリズムが載っていて，その通りに辿っていけば診断は容易である，などと書かれている。しかし，実際の現場では，それぞれの症例の診断過程でどっちつかずのことが多く，しかも検査結果が出るのに時間がかかるので，必ずしもマニュアルのようにはクリアカットにいかない。

　プライマリーケアでみる疾患の診断にもようやく慣れ，当日外来（WIC）に出ていたときのことである。食欲不振，全身倦怠感を主訴に50歳の女性がやってきた。聴けば風邪をひいた後，10日間ほとんど飲まず食わず，とのこと。来院時の血清ナトリウムは126であった。低ナトリウム血症の診断アルゴリズムの1は，「身体所見上 euvolemia か？」である。この患者さんの場合，皮膚が乾燥し turgor が低下，体重の減少もあり，「これは脱水による低ナトリウム血症に間違いない！」ということで，生理食塩水に食塩をさらに混ぜた点滴を開始。全身状態が改善したので，明日も点滴に来てもらうように指示して一旦帰宅していただいた。ところが翌日，再度血清ナトリウムを測定すると，またもや126。「まったく改善していない。これはおかしい！」。そこでよくよく聴いてみると，なんと10年前に片側の副腎摘出術をされていた。さっそく入院していただいて精査したところ，ホルモンの検査にて案の定，副腎不全が

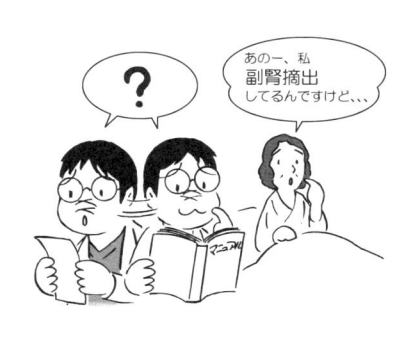

判明。ステロイド剤内服により，低ナトリウム血症はみるみる改善していった。

　忙しい外来のさなか，マニュアルのアルゴリズムにあまりにも頼りすぎて他の可能性を考えず，詳細な問診を怠った結果だった。しかし，このときの苦い体験は，case report（Kazama I, et al：Delayed adrenal insufficiency long after delayed unilateral adrenalectomy：prolonged glucocorticoid therapy reduced reserved secretory capacity of cortisol. *Int J Urol* **12**：574-577, 2005）としてまとめることができた。

　あのときの悔しさが頭のどこかで忘れられなかったのか，現在，私は大学院で SIADH による低ナトリウム血症のモデルラットを作成し，その治療を解明する研究に従事している。あの経験と今の研究，まんざら無縁ではなさそうだ。

　そして，「*転んでもただでは起きない精神*」。これももちろん，聖路加時代の研修の賜物である。

（風間逸郎　　元内科研修医・東北大学大学院医学系研究科創生応用医学研究センター遺伝子医療開発分野 8 年目　2005 年 4 月）

55 日本全国から Cloxacillin を集めよう
～それが最良の薬だから～

　感染性心内膜炎（IE）は，速やかに抗生物質を開始することが必要な代表的疾患である．なかでも組織破壊性の強い黄色ブドウ球菌が起因菌の場合は，弁破壊や膿瘍形成などを防ぐために，最も感受性の優れる（切れ味の鋭い）抗生物質を選択して十分量を投与することが必須となる．

　聖路加のレジデントを修了後，循環器内科医として診療に従事していると，レジデントのころよりも IE の診断・治療に携わる機会が増えた．レジデント時代に IE の診断・治療の基本を教わったが，それがしっかりとした基礎になり今に繋がっていることを常々実感する．あのころに貴重な経験と確かな知識が与えられたことに感謝しながら，現在の診療にあたっている．

　当時のことである．急性の発熱，全身倦怠感，胸苦などを主訴に 40 代の男性が，感染症内科に入院してきた．精査によりメチシリン感受性黄色ブドウ球菌（MSSA）による IE と診断された．三尖弁，僧帽弁，大動脈弁と複数弁に疣贅が確認される重篤な IE であった．

　レジデントは感染症治療に際して，THE SANFORD GUIDE TO ANTIMICROBIAL THERAPY（熱病）をいつも参考にしていたが，それには感受性や殺菌力から Nafcillin や Oxacillin が第一選択と記載されていた．日本には両薬剤はないが，同等の効果と殺菌力を持つ抗生物質とし

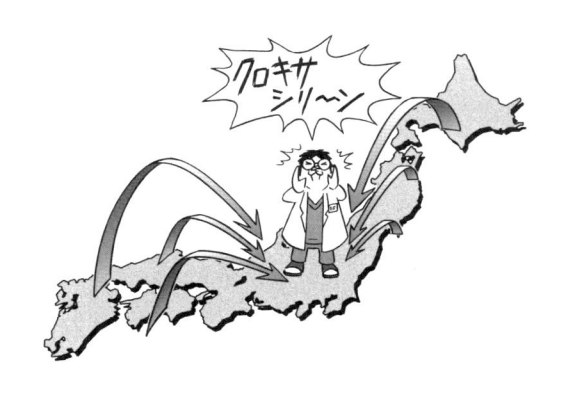

てCloxacillinがあった。そこで，直ちにCloxacillinの投与を開始した。

しかし，ここで困ったことになった。広域作用を持つ新規の抗生物質が次々と登場し，それらが主役となっている現在の医療状況にあっては，Cloxacillinはほとんど出番がなくなり製造中止になっていたのだった。幸いに病院薬剤部には少しだけ在庫はあったが，その量では一週間の投与分にも満たなかった。MSSAによる重症IEであり，「起因菌に対し最も効果のある抗生物質を投与する」という感染症治療の原則から考えれば，絶対にCloxacillinの継続投与が望まれた。製造業者にも問い合わせてみたが，「製造中止であり在庫はまったくない」という返事。唯一の頼みの綱は，出荷後使用されないまま残っている，日本全国に散らばったCloxacillinだった。

「やむを得ないからもう諦めて，第二選択薬に変更するか」というときだった。感染症内科の主治医と病院薬剤師の尽力によって，日本全国から貴重なCloxacillinが次々と病院に届けられた。かくして，Cloxacillinによる治療が無事継続できたのであった。

あのときの「*それが最良の薬だから，日本全国から集めよう*」という主治医の言葉が，今も心に残っている。「そこまでこだわらなくても」という意見があるのは承知している。でも主治医から「先生は，日本に残っていたCloxacillinを使い尽くしたね」と声をかけられたとき，私は妙にうれしかった。

(三浦龍志　元内科研修医・岡山大学大学院医歯学総合研究科循環器内科8年目　2005年5月)

56

dying clue
〜検査結果を確実に把握しているか〜

　聖路加で研修を始めたばかりのころは，上級レジデントに指示されるままに検査をオーダーしていた。オーダーするという行為だけで精一杯だった。検査の内容や意義，その必要性や患者さんの利益などを考える余裕はなかった。検査結果は，時間のある（1年目の私の目にはそう映っていた）上級レジデントが確認し，迅速適切に対応されるものであった。

　でも仕事に少し慣れてくると，検査のオーダーだけでなく，結果の確認と判断，さらに対応についても，緊急を要しなければ自分に任される（待ってもらえる）ようになった。でも忙しいときには，以前と同じ検査をただ繰り返していた。そんなとき，ある上級レジデントから，「検査オーダーの内容を見るだけで，その医師が疾患や病態をどれだけ把握しているかがわかる」と言われた。つまり「オーダーの出し方ひとつで，医師としての能力が垣間見れる」という訳である。そして，「思い付く限りの検査をオーダーして満足しているようではいけない」と釘を刺された。

　そのとき以来，以前の検査項目をコピーしたり，セットメニューで検査をオーダーすることはやめた。自分で必要性を説明できないオーダーはしないように心がけた。そのために検査内容の不足を上級医に指摘されることもままあったが，追加検査の意義を学ぶことも多かった。

　検査結果の把握についても変化が起きた。検査結果は，それまで自分にとっては単なる数字の羅列に近く，上級レジデントが把握，対応する

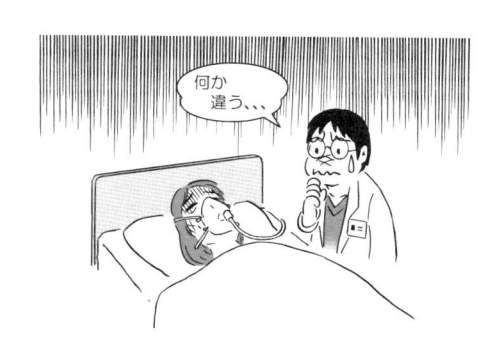

ものであった．それが，自分で考えたオーダーとなると，その結果は当然気になり，その確認や対応は自然すばやくなった．「結果確認が遅れるのは，単に時間がなかっただけではない」のであった．上級レジデントは，「一番早く検査結果を把握すべきなのは，最終責任者の主治医だ」とも言った．確かに，検査結果によって治療方針が180度方向転換することもあるし，結果の把握が遅れれば検査の用をなさなくなることもある．

　検査結果を必ず確認するのは，当然である．自分は常にそれを心がけるようトレーニングされてきたし，その点は大丈夫だと思っていた．

　研修医として自信もついてきたころだった．救急外来に，術後経過良好のはずで退院された患者さんが，来院時心肺機能停止(CPAOA)で搬送されてきた．懸命の心肺蘇生(CPR)にも反応せず亡くなられた．死後届いた検査結果は，異常値ばかりだった．CPAOAであり，それも当然だろうと思っていた．しかし，一つだけまだ届いていなかった検査結果があった．CPRの忙しさに紛れてみんな忘れていた．後日になってその検査結果が判明した．それは，CPAに至る重大なdying clueを示していた．蘇生には影響を受けない，思いもよらないdying clueであった．

　それ以来，亡くなった患者であっても後日届く検査結果もすべて目を通すようになった．「*検査結果を確実に把握しているか*」．そう自分に問いかけながら．

　　　　（三浦龍志　　元内科研修医・岡山大学大学院医歯学総合研究科
　　　　　　　　　　　循環器内科 8 年目　2005 年 5 月）

57 重症気管支喘息？
～「何か違う」と感じたら～

　聖路加の研修医3年目のときである。重度の呼吸不全で60代の女性が救急搬送されてきた。高濃度の酸素が開始されたが，いつ人工呼吸管理が必要になるかもしれないという状態であった。「ICU管理が望ましい」との判断で，当時ICUレジデントであった私に，「すぐ来てほしい」という連絡が入った。胸部X線写真には肺炎像はなく，血液検査にも炎症所見はなかった。「重症気管支喘息と考えられるので，ICUで加療してほしい」と申し送りされた。

　救急搬送であり十分な問診ではなかったが，「重症気管支喘息??」，「何か違う！」と違和感を覚えた。教科書で学んだ典型例や実際にそれまで経験してきた何十例かの気管支喘息の経過とは，どうも違うと感じた。

　実際，既往に気管支喘息と指摘されたことはなく，発症も急な感じであった。聴診では両肺野とも正常肺胞音のみでラ音はなかった。もちろん，喘息でも重症になり気道閉塞が非常に強いと，ラ音がないことは知っていた。でも，ラ音が消失し肺胞音が聴取できるまでにβ刺激薬が効いたとするには，酸素化の改善のないことが説明できない。

　「このまま重症気管支喘息として治療を開始してよいのだろうか？」，「喘息の診断は本当に正しいのだろうか？」，「頻脈で血圧が低く，二酸化炭素貯留のないI型呼吸不全は，ただ全身状態が悪いためだろうか？」という疑問がわいた。そして，「肺胞での酸素摂取に関与する因子として，ガス交換に問題がないとすれば，肺血流に障害があるのでは？」と思い至った。そこで，ICUへの搬入が急がれてはいたが，その前に無理

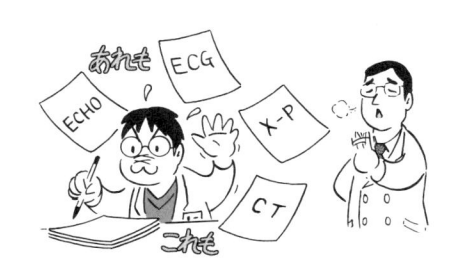

してでも肺造影CTをすることにした。

　CTをみて,「やっぱり,喘息ではなかった。CTを撮ってよかった」と思った。急性肺塞栓症であった。肺塞栓症は,当時はまだそれほど経験していなかった。しかも比較的肺動脈末梢部の塞栓であり,教科書にあるような典型的な急性肺塞栓症ではなかった。ICU入室後,喘息ではなく肺塞栓症としてすぐに治療が開始された。追加検査のDダイマーは上昇し,後日の肺換気血流シンチでも明らかなミスマッチ所見があった。私はガッツポーズをした。

　何事も自分が今までに経験した範囲内で解釈できれば安心である。そのため,経験範囲外のことは考えないという習慣ができやすい。しかし,それでは視野が狭くなる。日常よく遭遇する疾患ならそれでも対応できるかもしれないが,ちょっと稀な疾患になると「思いもつかない」ということになってしまう。

　さまざまな医療行為の中で,「何か違う」と感じることがきっとあるはず。そのすべてが解決できるとは限らないが,*「何か違う」と感じたら,是非それを究明すべきだ*。「何か違う」と感じられることは成長の証である。そしてそれが究明できたときの喜びは,計り知れないものがある。

（三浦龍志　　元内科研修医・岡山大学大学院医歯学総合研究科循環器内科8年目　2005年7月）

58

「後で読んでね」
〜素敵な毎日を人に与えることができるのは，素敵なお仕事〜

　研修医3年目の冬。集中治療室（ICU）の研修が巡ってきました。

　ICUレジデントは内科と外科それぞれ一人ずつで，内科は3年目，外科は2年目が担当します。1カ月半から2カ月の間，ほとんど病院に泊まり込んでの診療です。麻酔科をはじめ各科の専門家のバックアップがあるとはいえ，病院内外から次々に担ぎ込まれる重篤な患者さんに，迅速に検査・処置を行い，治療計画を立案・実行しなければなりません。研修も3年目の終盤でしたが，精神的にも体力的にも，やり遂げられるのかどうか不安いっぱいのままにICU生活に突入したのでした。

　ICU生活に入って数日経ったころです。基礎疾患として膠原病（レイノー症候群）があって，全身の皮疹と発熱を伴っていた70代の女性が，胸水の増加と低酸素血症の進行ということで，急遽，内科病棟からICUに入室になりました。入室後，肝・腎機能の増悪，びまん性の肺炎も加わって非常に重篤な状態に陥りました。

　結局，本当の原因は判然としなかったのですが，薬剤性アレルギーを最も考え，肺炎に対してはステロイドの大量投与を行い，何とか救命できて内科病棟に戻って行かれました。ICUでは重篤な病態のために患者さんと十分なコミュニケーションが取れないことも多いのですが，この患者さんの場合も気がつくと，もう内科病棟に戻られていたという感じでした。自分の手を離れた患者さんのことは考える余裕もなく，次の重症患者さんの治療にかかりきりになっていました。

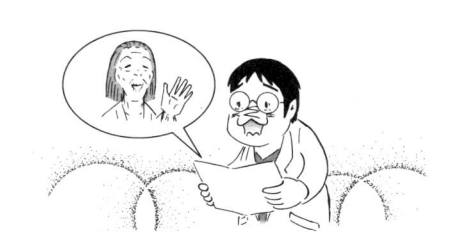

それから数年後。私は聖路加での研修を終え，現在の職場に移っていました。そこへ聖路加の内科病棟のスタッフからメールが届きました。「あのときのICUの患者さんが『先生に会ってICUのときのお礼がしたい』とおっしゃっている」という内容でした。そして数日後，患者さんはわざわざ当方まで出向いて来られ，お会いすることができました。

　あれから現在に至るまで経過は良好で，充実した生活を送っていらっしゃるとのこと，「助かった命をまた別の方に還元したい」とボランティアをされていること。私には心打たれるお話ばかりでした。「ひたすら，がむしゃらにやってきただけ」と思っていた研修生活でしたが，多少なりとも患者さんの人生に役立っていたことを実感して，純粋にうれしく思いました。

　「後で読んでね」と渡された手紙には，さらにうれしい言葉があふれていました。「今，毎日が楽しくて仕方ありません。**こんな素敵な毎日を人に与えることができるのは，本当に素敵なお仕事**だと思います。つらいときもあるとは思いますが，自信を持ってお仕事を続けてください」。

　　　（佐藤　匡　　元内科研修医・順天堂大学大学院医学研究科
　　　　　　　　　呼吸器内科学8年目　2005年5月）

59

「話をする」
~われわれ医療者にとって大切なことは~

　研修医 2 年目の終盤に，緩和ケア病棟（PCU）の担当になりました。
　PCU では，治癒困難な病気を抱えた患者さんの諸症状を，文字通り"緩和"することを目指した治療が行われます。こう言うと，ペインコントロールや不安を取り除くための精神科的な治療を，まず想像されるのではないでしょうか。当時の私もそう思っていましたし，そうした知識や技術を得たいと思って PCU の研修を始めたのでした。しかし間もなく，そうした「緩和ケアマニュアル」に載っているようなことは，緩和ケア診療の氷山の一角というか，本質ではないということに気づかされました。
　PCU レジデントとして最も大切な仕事は，「患者さんと患者さんを支える家族と気持ちを共有する」ということだと感じました。そのために私がしたことは，ひたすら「話をする」ことでした。午前中かけて各病室を回診しベッドサイドで「話をする」。時には別室でご家族と病状などについて「話をする」。午後もう一度回診して患者さんと「話をする」。そして患者さんやご家族との話の内容を，スタッフと「話をする」。話の内容は，しばしば診療の域を超えて，時事の話題や趣味の話，時には患者さんの人生訓にまで及びました。医者としてというより，少し大げさに言えば，人間として貴重な経験をさせていただいたと思います。
　もちろん，つらい話も少なくありませんでした。患者さん，ご家族の苦しみをどうにもすることができず，話をひたすら聴くことしかできなかったこともありました。そんな煮詰まった思いを，スタッフ同士で爆発させることもありました。そんなときも「話をする」ことでしか解決は

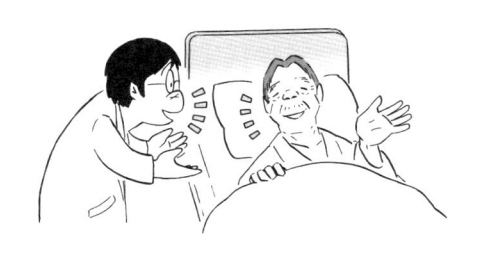

できません。患者さんや家族だけでなく，スタッフ同士も気持ちを共有することがいかに大切であるかを痛感させられたのでした。しかも，それが時に困難を伴うことも教えられました。

とりわけつらい話を続けてきたご家族がおられました。患者さんが亡くなられたとき，そのご家族はこう言われました。「われわれとしては，先生とお話できたことで本当に救われたと思っています」。そのひと言で，私のほうこそどれほど救われたことか。

「*われわれ医療者にとって大切なことは，知識や技術はもとより『話をする』ことである*」ということを，自分の心に刻んでいます。

（佐藤　匡　　元内科研修医・順天堂大学大学院医学研究科呼吸器内科学 8 年目　2005 年 5 月）

⑥⓪ 研修医 1 年目
～聖路加の研修はまさに「修行」～

　「今までの人生で最もきつかった1年間は？」と聞かれれば，間違いなく，「聖路加の研修医1年目」と答える。学生時代は体育会系の部活に属し，夏場は毎日のように炎天下の過酷な練習に耐えた。「仕事でも部活の練習以上に辛いことはないだろう」とタカをくくっていた。だが研修医1年目の生活は，それをはるかにしのぐ精神的，肉体的な辛さがあった。

　聖路加の門を叩いたきっかけは，夏の学生実習で「本当に優秀な研修医が集まっている。自分もこんな研修医になりたい」という思いである。そして研修医1年目となり，ヘドが出るぐらい厳しい生活が始まった。机に向かう暇などまったくなかった。「先輩たちはどうやってこんなに優秀になったのだろう」と，最初は疑問だった。それで日常業務中も時間を割いて本を読もうとした。そんなとき，ある優秀な先輩に言われた。「1年目から本なんか読んでも無駄だよ。まず足で稼いでたくさん患者を診ないと。フットワークの軽い研修医が，優秀な研修医だよ」。

　以来，ワシントンマニュアルとレジデントマニュアルをつまみ読みする程度で，本を広げることはなかった。ひたすら「内科同期生の中で一番多くの，患者を診てやろう」と奔走した。頭で覚えた知識は，カンファレンスと先輩からの耳学問だけ。あとは繰り返し患者のところに足を運び，疾患のマネージメントを先輩やスタッフに食いついて聞いた。そし

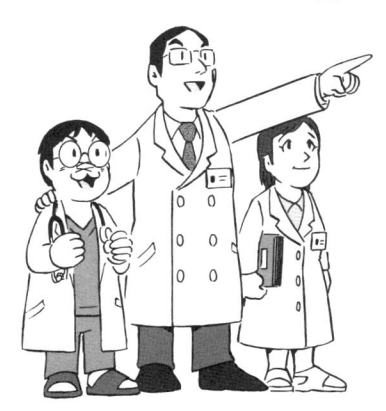

て言われたことを実行に移した。「余計な検査や治療をどれだけ省いて患者を退院させられるか」、「いかにして患者を満足させることができるか」、それだけを考えた。わからないことがあればまず患者のところに行って話をして診察した。そして、次に何をやればよいかを考えた。自分ではわかっているつもりでも、治療方針は再度、先輩やスタッフに確認して行動した。その日の終わりには、体で稼いだ仕事をチャートに書き込んで、自分の行動を整理した。

　そして研修医1年目を終えたとき、退院サマリーの数は内科同期の中で自分が一番多くなっていた。そのことが何よりもうれしかった。2年目になると、自分では気がついていなくても、患者を診て次に何をやればよいか、自分の手に負えるか上級医に相談すべきか、緊急性があるかないか、ある程度判断できるようになっていた。知らないうちに、基本的な知識が身に付いていた。本を読むことだけが頭を使うことだろうか？　決してそうではない。体を動かすことも頭を使う。頭が命令してこそ行動になる。行動するときに考えるのである。

　外からみると、「聖路加はもともと優秀な研修医が集まっている」と見えるかもしれない。しかし当時の研修はまさに泥まみれだった。研修スタイルというのは病院によってさまざまだろうが、私の知る限り、優秀な先輩は皆、労を惜しまず患者のところに足を運び、判断したことをすぐに行動する人であった。聖路加にはそんな先輩たちが何十年もかけて築きあげた研修スタイルがあった。**聖路加の研修はまさに「修行」である。**

　聖路加を離れ数年経った今でも、研修医時代のことを思うと初志を思い出す。「労を惜しまず頑張ろう」という気持ちになる。現在、医師の研修制度は流動的であり、過酷な研修は批判される風潮にある。もちろん要領よく優秀な医師が育つ研修制度があればそれに越したことはない。しかし、過去の先輩たちが積み上げてきた中にこそ、不変のものがあると信じる。机に向かって知識を増やすことと、体で理解して行動することとは別である。労を惜しまず患者のところに足を運び、そして行動する。自分の医師としてのスタイルは、研修医1年目のときに鍛えられた。

　研修医1年目。それは医師のあり方の本質を決めるときだ。

（原田将英　　元内科研修医・名古屋大学環境医学研究所循環器分野8年目　2005年6月）

研修医とっておきの話
～大切なことはすべてこの時季に学んだ

発　　行──2006年1月6日　第1版第1刷©

編　　集──岡田　定

発行者──青山　智

発行所──株式会社三輪書店
　　　　　〒113-0033　東京都文京区本郷6-17-9
　　　　　　　　　　　本郷綱ビル
　　　　　TEL　03-3816-7796
　　　　　FAX　03-3816-8762
　　　　　http://www.miwapubl.com

印　　刷──三報社印刷株式会社

本書の無断複写・複製・転載は，著作権・出版権の侵害となることがありますのでご注意ください．
ISBN 4-89590-240-4　C3047

JCLS　〈㈱日本著作出版権管理システム委託出版物〉
本書の無断複写は著作権法上での例外を除き，禁じられています．
複写される場合は，そのつど事前に㈱日本著作出版権管理システム（電話 03-3817-5670，FAX 03-3815-8199）の許諾を得てください．

■これ一冊であなたの臨床センスがわかる！

臨床研修ルールブック

編・著　岡田　定　聖路加国際病院内科医長
著　者　平澤　俊明　君津中央病院消化器内科
　　　　狩野　光伸　東京大学医学部分子病理学講座
　　　　内山　伸　聖路加国際病院内科

好評発売中

　新人研修医の必修常識と行動指針をまとめた臨床研修のガイドブック。「医療面接」「身体診察」「検査」「診断」「治療」「臨床医」「医療者」「社会人」の8領域それぞれにおいて、身につけるべきスーパールールと、32の症例に即して抽出された臨床研修の具体的な諸ルールから成る。卒後医師研修必修化を目前に控え、全国の教育病院にぜひ常備したい、研修医と研修指導者必携の一冊。

医師として研修を始めたあなた
わからない！うまくいかない！の連続かもしれない
でも「立派な医師になりたい」という思いがあれば、
必ず道は開ける
本書を携え、一緒にがんばろう
──執筆者のこの思いが、どうかあなたに届きますように。

　　　　　　　　　　　　　　　　（序文より）

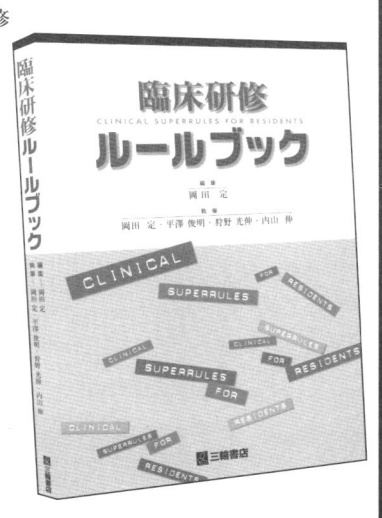

■主な内容

　第1章　スーパールール集
　第2章　臨床研修のルール

●定価3,360円（本体3,200円＋税5%）　〒380　B5　頁200　2003年
　ISBN4-89590-189-0

お求めの三輪書店の出版物が小売書店にない場合は、その書店にご注文ください。お急ぎの場合は直接小社に。

〒113-0033
東京都文京区本郷6-17-9 本郷網ビル

三輪書店

編集☎03-3816-7796　FAX 03-3816-7756
販売☎03-3831-3063　FAX 03-5816-5590
ホームページ：http://www.miwapubl.com